防治肾病的**养肾**食疗方

主编　郭　力　牛春兰

编　者（按姓氏笔画排序）：

于　涛　刘艳君　孙丽娜　李　东

李　瑞　张　彤　张黎黎　董　慧

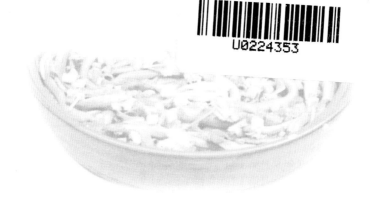

U0224353

中国协和医科大学出版社

图书在版编目（CIP）数据

防治肾病的养肾食疗方／郭力，牛春兰主编. —北京：中国协和医科大学出版社，2017.9

ISBN 978-7-5679-0679-2

Ⅰ．①防…　Ⅱ．①郭…②牛…　Ⅲ．①肾疾病-食物疗法　Ⅳ．①R247.1

中国版本图书馆 CIP 数据核字（2017）第 091333 号

常见慢性病防治食疗方系列丛书

防治肾病的养肾食疗方

主　　编：郭　力　牛春兰
策划编辑：吴桂梅
责任编辑：吴桂梅

出版发行：**中国协和医科大学出版社**
　　　　　（北京东单三条九号　邮编 100730　电话 65260431）
网　　址：www.pumcp.com
经　　销：新华书店总店北京发行所
印　　刷：中煤（北京）印务有限公司

开　　本：710×1000　　1/16 开
印　　张：11.5
字　　数：190 千字
版　　次：2017 年 9 月第 1 版
印　　次：2017 年 9 月第 1 次印刷
定　　价：38.00 元

ISBN 978-7-5679-0679-2

前　言

现代生活节奏快，竞争压力大，不少人生活无规律，过度劳累，加上环境污染和药物滥用，我们的肾脏每时每刻都在受到损害。男性肾虚，易腰痛、头晕、失眠多梦、尿频尿急尿不尽、阳痿早泄；女性的经、带、胎、产也都与肾脏有直接关系，肾虚的女性易容颜早衰，严重的还会导致性欲低下、宫寒不孕。追求健康，改善肾虚症状，应在饮食营养、调节生活规律和体育锻炼上多下功夫。在饮食中加强对肾的养护，可以有效地调补人体阴阳、气血、脏腑功能，及时排除毒素，延缓衰老。

中医讲"药食同源"，就是人们常说的"药补不如食补，药疗不如食疗"，这是中华五千年文明史的经验总结。因此，人们一直在探索如何选择、搭配、烹调食物，并根据自己的身体状况科学调理，既吃得美味可口，又吃得营养均衡；既可使摄入的营养成分有利于防病健体，又可美容助颜，延缓衰老，这就是现代营养学的科学饮食调养方法。然而，食疗方法大多为医生所掌握，寻常百姓对各种疾病的食疗知识了解甚少。因此，尽快普及营养科学知识，指导人们建立健康、文明、科学的生活方式是当务之急。

本书详细地介绍了肾病的基础知识和患者的饮食原则，科学系统地介绍了肾病患者适宜食用的主食、粥、羹、菜肴、汤肴以及茶饮方等食谱。对每一个食谱的原料、制作、用法、功效都做了详细的阐述，并配有精美的图片，既见效，又安全。

本书融知识性、实用性、科学性和趣味性为一体，为肾病的防治提供了行之有效的思维和食疗方法。

由于编者水平有限，书中存在疏漏或未尽之处，恳请广大读者指正，以便再版时修改。

编者

2017 年 1 月

目　录

第一章　防治肾病的基础知识

第一节　什么是肾病

一、肾病的概念

肾病是肾脏各种病症的总称，是一大类疾病，具体包括原发于肾小球、肾小管及肾间质的原发性肾脏疾病，还包括其他系统疾病，如心血管疾病、代谢性疾病、血液系统疾病、结缔组织疾病以及感染性疾病等导致的继发性肾脏病变。常见的肾病可以分为以下几类：

1. 肾小球疾病

（1）急性肾小球肾炎：急性肾小球肾炎简称急性肾炎，又称急性感染后肾小球肾炎，是以急性肾炎综合征为临床表现的一组疾病。其特点为急性起病，患者出现血尿、蛋白尿、水肿和高血压、少尿及肾功能损伤，并可伴有一过性氮质血症。

（2）急进性肾小球肾炎：急进性肾小球肾炎是指在肾炎综合征（血尿、蛋白尿、水肿和高血压）基础上短期内出现少尿、无尿、肾功能急剧下降的一组临床症候群。急进性肾小球肾炎进展很快，如不及时诊断和治疗，患者很快进入不可逆转的终末期肾衰竭。

（3）慢性肾小球肾炎：慢性肾小球肾炎简称慢性肾炎，是指各种病因引起的不同病理类型的双侧肾小球弥漫性或局灶性炎症性或非炎症性改变，临床起病隐匿，病程长，可有一段无症状期，是病情发展缓慢的一组原发性肾小球疾病的总称。严格来说它不是一个独立性疾病。

（4）隐匿性肾小球肾炎：隐匿性肾小球肾炎又称无症状性血尿和（或）蛋白尿，一般指在体检或偶然情况下尿常规检查发现异常，不伴水肿、高血压和肾功能损害的一组肾小球疾病。临床表现为无症状性血尿或无症状性蛋白尿，或二者均有，但以一种表现更为突出。

（5）肾病综合征：肾病综合征是各种肾脏疾病（主要是肾小球疾病）导致的临床综合征，基本特征包括大量蛋白尿、低蛋白血症、程度不等的水肿、常伴高脂血症。

（6）IgA 肾病：IgA 肾病是我国最常见的原发性肾小球疾病，占我国终末期肾病病因的第一位。其临床表现多种多样，主要表现为血尿，可伴有不同程度的蛋白尿、高血压和肾脏功能受损，是导致终末期肾脏病的常见的原发性肾小球疾病之一。

2. 肾小管-间质疾病

（1）急性肾小管间质性肾炎：急性肾小管间质性肾炎简称急性间质性肾炎，是由多种病因引起、临床表现为急性肾衰竭、病理以肾间质炎症水肿、炎症细胞浸润、肾小管呈不同程度变性为基本特征的一组临床病理综合征。

（2）慢性肾小管间质性肾炎：慢性肾小管间质性肾炎又称为慢性肾小管间质性肾病，简称为慢性间质性肾炎，是一组由多种病因引起的慢性肾小管间质性疾病，临床表现以肾小管功能异常和进展性慢性肾衰竭为特点，病理表现以不同程度的肾小管萎缩、肾间质纤维化、单个核细胞浸润为特征的一组临床病理综合征。

（3）肾小管性酸中毒：肾小管性酸中毒是由于肾小管功能不全引起的机体代谢性酸中毒的一种临床综合征，其病理生理学基础为近端肾小管对 HCO_3^- 的重吸收障碍和（或）远端肾小管排泌 H^+ 障碍，临床表现为多尿、多饮、肾性佝偻病或骨软化症、肾结石等。实验室检查提示高氯性酸中毒，可伴低钾血症改变或高血钾症、低钠血症、低钙血症。

（4）范科尼综合征：范科尼综合征是由 Fanconi 于 1931 年首先报道的一组近端肾小管多种转运功能缺陷的疾病，可导致氨基酸尿、磷酸盐尿、葡萄糖尿、低分子蛋白尿，合并肾小管性酸中毒和肾性尿崩症等多种近端肾小管损害。

3. 梗阻性肾病

梗阻性肾病是指各种原因引起的尿路梗阻，导致尿液排出受阻，梗阻上方压力增高，产生肾功能障碍和实质损害，是急性和（或）慢性肾衰竭的常见原因之一。儿童主要以先天性泌尿系统畸形多见，成人以结石多见，老年人以前列腺疾病和肿瘤多见。

4. 肾囊肿

肾囊肿又称肾脏囊性疾病，是肾脏内出现与外界不相通的囊性病变的总称。常见的肾囊肿如单纯肾囊肿、肾盂旁囊肿以及多囊肾等。随着体检的普及以及 B 超和 CT 的广泛应用，肾囊肿疾病的检出率显著提高，已经成为临床上较为常见的一种肾脏疾病。

5. 糖尿病肾病

糖尿病肾病是糖尿病最主要的微血管并发症之一，以持续蛋白尿、高血压和进行性肾功能丧失为特征，可在 1 型糖尿病和 2 型糖尿病中发生。

6. 高血压肾病

高血压肾病是原发性高血压引起的良性小动脉肾硬化和恶性小动脉肾硬化并伴有相应临床表现的疾病。

7. 狼疮性肾炎

系统性红斑狼疮是自身免疫介导的、以免疫性炎症为突出表现的弥漫性结缔组织病。狼疮性肾炎是系统性红斑狼疮累及肾脏所引起的一种免疫复合物性肾炎，是系统性红斑狼疮主要的合并症和主要的死亡原因。

8. 过敏性紫癜肾炎

过敏性紫癜肾炎是以坏死性小血管炎为主要病理改变的全身性疾病，大多数病例以皮肤紫癜为初发症状。肾脏损害的临床表现主要为血尿和蛋白尿，多发生于皮肤紫癜后数天或数周内，有的或可以同时并见，可伴有关节肿痛、腹痛、便血等全身表现，有的仅是无症状性的尿异常。

9. 慢性肾衰竭

慢性肾衰竭是由各种原发性、继发性肾脏病引起的慢性进行性肾损害，最终出现肾功能减退而致衰竭。临床表现为体内代谢产物蓄积，水、电解质及酸碱平衡紊乱，以及全身多器官损害。慢性肾衰竭已经成为世界范围内继心脑血管疾病、肿瘤和糖尿病后严重威胁人类健康的一大公害。在日常生活中应多加留意，发现病症后要及早治疗。

肾病的致病因素

肾病的发病机制非常复杂，涉及免疫、炎症、细胞毒损伤以及其他途径的损伤，至今尚未完全阐明。但多数的肾脏疾病是由泌尿系本身疾病引起，仅少数由全身性疾病或泌尿系邻近器官病变所致。主要的致病因素有以下几种：

1. 感染

感染是导致肾脏疾病的重要原因，如咽炎、扁桃体炎等感染都会引发肾脏疾病。

2. 滥用药物

许多药物都可引起肾脏的损害，乱用药物而导致的肾病临床上屡见不鲜。很多抗感染药、感冒药、中草药、降压药、利尿药等都对肾脏有毒性，临床上应合理应用或根据药物浓度调整剂量等，以减少药物肾毒性。

3. 憋尿

长期憋尿不仅容易引起膀胱损伤，尿液长时间滞留在膀胱还极易造成细菌繁殖，一旦反流回输尿管和肾脏，其中的有毒物质就会造成肾脏感染，从而引发尿路感染和肾盂肾炎，反复发作会导致慢性感染，还可能发展为尿毒症。

4. 盐过多

盐的主要成分是氯化钠。钠是人体所必需的矿物质营养素，钠对胃酸的产生和维持人体血液的渗透压有一定的作用，但是，盐中的钠在人体中含量过高可使体内积水，会产生水肿，能使血容量和小动脉张力增加，导致血压升高，所以盐量高的人高血压的发病率也高。而高血压极容易并发肾病。

5. 外在环境

恶劣的外在环境因素，如风寒、潮湿等都会造成人体自身的免疫功能和抗病能力降低。

6. 其他疾病

许多疾病可引起肾小球毛细血管滤过膜的损伤，导致肾病综合征。如肥胖的人容易患高血压、糖尿病等慢性病，而这些慢性病如果控制不好，长此以往就容易损害肾脏，间接引发肾病。

■ 提示可能患肾病的不适症状

除一些隐匿性肾病患者外，大部分肾脏病患者均有轻重不同的不适感觉，比较常见的有水肿、少尿或无尿、多尿、夜尿增多、血尿、尿中泡沫增多、蛋白尿、腰痛、尿频、尿急、尿痛、高血压。当出现上述症状、体征和实验室检查异常时，需进一步检查，以明确诊断。隐匿起病者如隐匿性肾炎，早期缺乏临床症状和体征，往往在体检时发现，个别患者甚至病变进展至较严重时，表现为贫血或恶心、呕吐等尿毒症症状时才被发现。因此当出现原因不明的贫血、恶心、呕吐等时需警惕肾脏病。

1. 水肿

水肿是肾脏疾病最常见的症状，约70%的肾炎患者水肿为首发症状。由于肾性水肿的临床特点是首先发生在松弛部位，如眼睑或颜面的水肿，晨起明显。因此，一旦出现晨起眼睑水肿，应及时去医院检查，这种晨起眼睑水肿可能是肾炎的早期表现。然后水肿发展至足、下肢，严重时波及全身。

2. 尿量异常

一般情况下，正常人24小时尿量为1500～2000ml。尿量改变既可见于正常人，亦可见于病理状态。如正常人饮水多，或服用利尿剂（包括含有利尿剂的降压药如吲达帕胺）、进食某些食物如西瓜、冬瓜等，尿量可增加。夏天天气炎热时或久待空调房间、腹泻、高热及饮水少时尿量可减少。

病理情况下亦可以发生尿量改变，如肾小管-间质病变、急性肾衰竭多尿期、糖尿病、尿崩症等尿量可增多，甚至出现多尿。急性或急进性肾炎、肾病综合征时，尿量可减少，甚至少尿。而有慢性肾功能损害的患者往往易出现夜尿增多。

无论尿多、尿少还是夜尿，大多为病理现象，肾脏病患者或患可能引起肾损害的疾病如高血压、糖尿病等患者更应引起重视，及时检查肾功能。

3. 血尿

正常新鲜尿液为淡黄色透明液体，多数情况下无尿色发红，如果为红色混浊要考虑血尿的可能。因为部分肾病如 IgA 肾病，在早期是有血尿发生的。此外，女性的血尿要注意是不是月经期所引起的。

4. 小便多泡

当尿中泡沫多、且长时间不易消失时需行尿常规检查，以明确是否为蛋白尿。

5. 尿频、尿急、尿痛

尿频、尿急、尿痛是通常所说的尿路刺激征。多见于急、慢性尿路感染及肾结核，此时往往伴有白细胞尿或脓尿，尿培养可找到致病细菌。亦可见于肿瘤或异物、某些药物（如环磷酰胺）等刺激膀胱黏膜。大部分人在情绪紧张、恐惧、寒冷发作时亦可引起尿频，甚至尿急，但无尿痛。

6. 腰痛

肾脏位于腰部，中医认为腰为肾之府，一部分腰痛确实与肾脏疾病有关。如当肾或输尿管被结石、血块、坏死组织阻塞时，会出现肾绞痛、急性肾盂肾炎、肾静脉栓塞、肾盂重度积水、多囊肾等，常因肾脏肿大牵撑肾包膜而出现腰部胀痛。因肾实质无感觉神经分布，病变时无疼痛感，因此肾小球疾病时可无腰痛或腰痛较轻。但有些肾脏疾病，如急性肾炎、IgA 肾病、流行性出血热性肾损害腰痛可以较重。

7. 高血压

高血压与肾脏关系密切，一方面高血压可以引起肾损害，另一方面高血压亦是肾脏疾病的常见临床表现之一，因此高血压患者应该行肾脏方面的检查，尤其是下列情况更应及时检查：

（1）第一次发现血压增高者需去肾病门诊检查，排除各种急、慢性肾脏疾病及肾血管疾患。

（2）当血压显著升高（以舒张压为主），高于 130mmHg，并伴有视物模糊、心力衰竭等临床表现，有恶性肾小动脉硬化可能时。

（3）高血压病史较长（通常 5 年以上），尤其是同时伴高脂血症、高血糖、高尿酸血症，需看肾病门诊，排除良性肾小动脉硬化的可能。

四、肾虚与补肾

中医认为，肾为先天之本，五脏六腑之根，藏精气，生髓通脑，是人体生长、发育、生殖的来源，同时也是脏腑功能及生命活动之根本。肾纳命门火，主司肾阴肾阳，是肾脏生理活动的动力。阴阳互根，保持动态平衡。若肾阴肾阳受到先天不足、后天亏损等因素的影响而致损害，又不能通过自身进行阴阳调整，就会出现肾阴、肾阳偏衰或偏盛的病理变化，即肾虚。

中医的肾虚与肾病在病理机制、临床症状方面有密切的联系而不尽完全相同。中医认为肾虚分为肾阳虚、肾阴虚、肾气虚、肾阴阳两虚。

（1）肾阳虚（俗称命门火衰）：临床表现为畏寒、肢冷、小便清长、面色㿠白、性欲减退、舌淡苔白、脉沉迟、男子阳痿早泄、女子宫寒不孕、遗尿水肿等。

（2）肾阴虚（俗称肾水不足）：临床表现为五心烦热、潮热盗汗、口干舌燥、尿黄便干、舌红少苔、脉细数、男子遗精早泄、女子经少经闭。

（3）肾气虚：气短自汗、倦怠无力、面色㿠白、小便频多、遗精早泄、舌苔淡白、脉细弱。

（4）肾阴阳两虚：五心烦热、盗汗或自汗、四肢发凉、遗精失眠、多梦、舌红无苔、脉细数或舌淡苔白、脉沉迟。

现代科学证明，人发生肾虚时会导致肾脏的免疫能力降低，而肾脏的微循环系统亦会发生阻塞，肾络呈现不通。有人曾对20岁以上的235人进行调查，其中30岁的肾虚率为58%，40岁为71%，50岁为80%，60岁为90%，70岁为95%。由此可见，肾虚百分比随年龄的增长而递增。为防止未老先衰，现代人尤其是现代白领一族应当加强身体，并及时对症滋补，改善肾虚、衰老症状。药补不如食补，追求健康、调理肾虚症状，首先要在饮食营养、调节生活规律和体育锻炼上多下功夫，切不可急于求成而用大补之药进补，或者用成分不明的补肾壮阳药物，而应慢慢调理。

平时应适当增加体育锻炼，注意劳逸结合，节制性欲。日常养肾食物有：牛骨髓、狗肉、羊骨、猪肾、淡菜、干贝、鲈鱼、桑葚、芡实、栗子、胡桃、芝麻、粟米、山药、豇豆、枸杞子、冬虫夏草、杜仲、何首乌、海参、海马、虾子等。另外，要避免肾虚，应注意不要过度食用苦寒、冰凉的食物，如苦瓜、鹅肉、啤酒等，这些食物进食过多易伤肾。

男性接触过多的洗涤剂也伤肾，家庭应少用洗涤剂清洗餐具及蔬果，以免洗涤剂残留物被过多摄入。

适当的运动可以保肾护肾、延缓衰老，但强度不宜太大，应选力所能及的运动项目，如散步、慢跑、游泳等，以促进血液循环，改善血瘀、气损等情况。

第二节 防治肾病的日常饮食指导

保护肾脏的"六个"饮食习惯

生活中有很多不良饮食习惯都在不停地伤害你的肾，因此，要保护好肾脏，首先必须从养成良好饮食开始。

1. 多喝水

人体内新陈代谢产生的废物主要由肝脏和肾脏处理，肾脏主要负责调节人体内水分和电解质的平衡、代谢生理活动所产生的废物，并排于尿中。肾脏在进行这些功能的时候，需要足够的水分来辅助进行。

随着饮水量的增加，尿量也会随之增加，尿液浓度的过饱和状态可得到改善，尿盐结晶沉着形成结石的机会亦大为减少。同时，尿量增加对泌尿道有直接冲洗作用，使脱落的细胞残骸和细菌等容易清除，从而也减少了感染等引起结石发生的因素。因此，多饮水，对泌尿系结石有直接预防作用。每天饮水量应在 2000 毫升左右，使每天的尿量也在 2000 毫升左右。饮水的种类可因人而异，可根据个人的爱好选用，如绿茶、菊花茶或饮料、西瓜等。

2. 限制饮酒

有人观察发现，饮酒可引起血压升高。饮酒量与血压水平呈正相关，饮酒越多，高血压的发病率越高。同时饮酒可以使肾素等血管活性物质释放增加，酒精能抑制尿酸在肾脏的排泄，葡萄酒和啤酒在体内代谢还可使尿酸生成增多。上述种种对肾病患者有害无益，因此肾病患者，尤其是伴高血压者应尽量少饮酒。节假日或亲朋好友聚会时可少量饮些低度白酒，伴高尿酸血症者应禁酒，尤其是应禁葡萄酒和啤酒。

3. 少喝饮料

许多饮料中含有咖啡因，往往会导致血压上升，而血压过高是伤肾的重要因素之一。平时应避免过多地喝饮料，以白开水取而代之，保持每天饮用 8 大杯水以促进体内毒素及时排出。

4. 少吃肉

美国食品协会曾建议，人类每天每千克体重的蛋白质摄取量为 0.8 克，也就是说一个体重 50 公斤的人，每天只能摄入 40 克蛋白质，因此一天不能吃多于 300 克的肉，从而避免对肾脏造成伤害。如果有慢性肾炎患者，这个量应该再减少。

5. 少吃盐

盐是让肾负担加重的重要元凶。饮食中的盐分 95% 是由肾脏代谢掉的，盐摄入太多，肾脏的负担就加重，再加上盐中的钠会导致人体水分不易排出，又进一步加重肾脏的负担，从而导致肾脏功能减退。科学的摄盐量每天应控制在 6 克以内，而其中有 3 克可以直接从日常食物中获得，因此食物调味时盐量应保持在 5 克以内。

6. 避免滥用中药

许多中药都含有马兜铃酸等肾毒性的成分，不当服用不仅会给肾脏带来巨大的伤害，有的甚至会对全身造成危害。

"五种" 黑色养肾食物

传统中医学中将不同颜色的食物或药物归属于人体的五脏：红色入心、青色入肝、黄色入脾、白色入肺、黑色入肾。生活中根据颜色选择饮食，是最简单易行的方法。

黑色食物一般含有丰富的微量元素和维生素，具有补肝益肾、促进新陈代谢的功效。以下介绍养肾最典型的五种食物：黑米、黑豆、黑芝麻、黑枣、核桃。

1. 黑米

黑米是米中的珍品，含有丰富的蛋白质、氨基酸以及铁、钙、锰、锌等微量元素，用黑米熬制的米粥清香油亮，软糯适口，营养丰富，具有很好的滋补作用，因此被称为"补血米"、"长寿米"等；我国民间有"逢黑必补"之说。由于黑米所含营养成分多聚集在黑色皮层，故不宜精加工，以食用糙米或标准三等米为宜。

中医认为黑米有显著的药用价值，古有医书记载：黑米"滋阴补肾，健身暖胃，明目活血"，"清肝润肠"，"滑湿益精，补肺缓筋"等功效；可入药入膳，对头昏目眩、贫血、白发、腰膝酸软、夜盲、耳鸣症疗效尤佳。

2. 黑豆

黑豆性平、味甘，归脾经、肾经。被古人誉为肾之谷，不仅形状像肾，还有补肾强身、活血利水、解毒、润肤的功效，特别适合肾虚患者。黑豆含有丰富的蛋白质、氨基酸、油酸。黑豆基本不含胆固醇，只含植物固醇，而植物固醇不被人体吸收利用，又有抑制人体吸收胆固醇、降低胆固醇在血液中含量的作用。因此，常食黑豆，能软化血管，对高血压、心脏病等患者亦有益。

3. 黑芝麻

黑芝麻性平、味甘，有补肝肾、润五脏的作用，对因肝肾精血不足所致的眩晕、须发早白、脱发、腰膝酸软、四肢乏力、步履艰难、五脏虚损、皮燥发枯、肠燥便秘等有较好的食疗保健作用。

4. 黑枣

黑枣性温、味甘，有"营养仓库"之称，含有蛋白质、脂肪、糖类、多种维生素等。黑枣有补中益气、补肾养胃补血的功效。黑枣和红枣合二为一吃是保护肝脏的佳品，适当地吃十分有利健康。

5. 核桃

核桃具有补肾固精、利尿消石、润肠通便、温肺定喘的作用，常用于肾虚腰痛、尿路结石等症。

将以上五种黑色食物一起熬粥，更是难得的养肾佳品。

此外，除了以上介绍的五种黑色养肾食物外，黑荞麦、黑木耳、李子、乌鸡、乌梅、紫菜、板栗、海参、香菇、海带、黑葡萄等，也都是营养十分丰富的养肾食物。

三、冬季养肾食材

中医理论认为，肾对应五行中的水，是水脏，对应的季节是冬季。而冬季为水运，水在天为寒，在脏为肾，寒与肾相应，最易耗伤肾的阳气。冬季肾火正旺，应以调养肾气为主。肾火多为阴虚火旺的虚证。虚火是表面有火，但其内在的能量并不足。人体是一个阴阳平衡的整体，如果阴阳失调，便会出现各种不适症状。

冬季"交九"之后，体内阴盛极，阳始生，体之阴阳根之于肾，因此数九寒天的摄生即调摄肾之阴阳。《饮膳正要》指出："冬天寒，宜食黍，以热性治其寒。"也就是说，冬季应该适当地增加能够温肾壮阳、滋补肾阴的食品。

1. 山药

山药补肾、补气、健脾胃，具有养护肺、脾、肾三个脏器的功效。由于其营养丰富，自古以来被视为物美价廉的补虚佳品，既可作为主食，又可作蔬菜，还可制成糖葫芦之类的小吃。山药适宜慢性肾炎患者、肾气亏耗者食用。另外，山药有收敛作用，所以患感冒、大便燥结者及肠胃积滞者忌用。

最佳食用方法：可鲜炒，或晒干煎汤、煮粥。烹调时应去皮食用，以免产生麻、刺等异常。

最佳搭配：山药搭配羊肉，益气补虚，温中暖下，开胃健脾，适宜于深秋时节的进补；山药炖小鸡，民间称为"长寿菜"，营养价值很高，常吃能延年益寿。

2. 栗子

栗子俗名板栗，其"气厚于味，阳中之阴"，甘平无毒，有益气健脾、补肾强筋、活血止血的功效。适合秋冬季食用。栗子不仅含有大量淀粉，而且含有蛋白质、维生素等多种营养素，素有"千果之王"的美称。栗子可代粮，与枣、柿子并称为"铁杆庄稼"、"木本粮食"，是一种物美价廉、富有营养的冬季滋补品及补养的良药。

最佳食用方法：可生食、煮食、炒食，或与肉类炖食。但脾胃虚寒者不宜生吃栗子，可用栗子、大枣、茯苓、大米煮粥喝；患血症者，如吐血、便血等，宜生吃栗子；因其含碳水化合物较多，糖尿病患者吃栗子应适可而止。无论是哪种食法，都应细细咀嚼，连津液吞咽，可以达到更好的补益效果。

最佳搭配：栗子炖鸡，适合脾虚怕冷者，有益气补肾的功效。

3. 枸杞子

枸杞子性平，味甘，具有滋补肝肾、益精明目、润肺功效。主要用于肝肾亏损、精血不足、腰膝酸软、头昏耳鸣、遗精、视力减退、阴虚咳嗽等症。冬季的养生原则一般以益气助阳、滋阴补肾为主，枸杞子是上乘的滋补药，是冬季进补的最好选择。

最佳食用方法：可以煮粥、煲汤、泡水或生吃。泡水，以下午泡水当茶饮为佳，还可以加入菊花、金银花、山楂、蜂蜜等，以改善体质、利于睡眠。但要注意的是，枸杞不宜与绿茶搭配，因为绿茶里的鞣酸有收敛吸附作用。生吃，就是将枸杞用流水冲洗干净后放在嘴里干嚼，使其中的有效成分吸收得更加充分。用枸杞保健需要长期少量吃，不可一次大量食用，健康成年人每天吃 20 克左右比较合适，治疗用可增加到 30 克。

最佳搭配：冬季枸杞宜煮粥，它可以和各种粥品搭配，枸杞炖羊肉也是很适合冬天食用的。但不要与药性温热的补品（如桂圆、红参、大枣等）配伍，也不宜用料酒或者白酒泡成药酒。

4. 羊肉

羊肉是动物性大补佳品，正如《本草纲目》中所言："羊肉能暖中补虚，补中益气，开胃健身，益肾气，养胆明目，治虚痨寒冷，五劳七伤"。羊肉的肉质比猪肉细嫩，且富含蛋白质和维生素。羊肉热量比其他畜肉高，冬季常吃羊肉可益气补虚，促进血液循环，增强御寒能力。羊肉还可增加消化酶，保护胃壁，易于消化，因此多吃羊肉能提高身体免疫力，民间有"要想长寿，常吃羊肉"的说法。

最佳食用方法：羊肉最好还是炖着吃，因为羊肉经过炖制，会更加熟烂、鲜嫩，也易于消化。

最佳搭配：搭配山楂或绿豆可以去除膻味；搭配白萝卜、山药可补益脾肾、益胃平肝；搭配胡萝卜可补虚益气。

四、肾病患者饮食"四忌"

1. 忌偏食

人体营养需要是多方面的，而有些患者由于不正确的忌口和偏爱，长期食用单一食物，造成不同程度的营养缺乏，影响机体的平衡而导致疾病加重或发生。如长期食用单一食物可使肾结石的发生率增加。

2. 忌暴食

有些人进食过猛过饱，特别是逢年过节、朋友聚餐时更是暴饮暴食，这样不仅加重胃肠负担，严重者导致急性胃扩张，而且还会增加肾脏负担，长久暴食还可使肾硬化加速。最简单的控制食物量的方法是饮食管理。

3. 忌过咸食物

除水肿、尿量减少或高血压患者需忌盐或低盐饮食外，大部分肾脏病患者不需忌盐。但腌制食物含盐量过高，可使血钠升高，从而导致水肿、高血压，因此肾脏病患者最好忌食腌制食物，如咸肉、咸蛋、咸菜等。

4. 忌动物内脏

大部分动物内脏如肝、腰子等均为高胆固醇食物，而且含嘌呤较高。高胆固醇饮食对肾脏具有损害作用，可促进肾脏硬化，因此肾脏病患者应忌食动物内脏，尤其是尿酸性肾病或高胆固醇患者，绝不能将猪腰当补品多吃。

五、不同肾病患者忌口要求

自古以来中医就非常重视"忌口"，认为"忌口"有利于疾病的康复。根据文献记载，中医忌口大致可分为温燥食物、生冷饮食、油腻食物、"发物"、荤腥、盐糖调料、烟茶酒七类。不同的疾病有不同的忌口要求。一般肾脏病忌口分以下几种情况：

1. 根据疾病的寒热虚实忌口

如急性肾炎以实证、热证为多，忌温补食物；慢性肾炎出现阳气虚表现时，忌生冷、寒凉的食物；伴脾胃运化功能减退、胃口差、胃胀气等时，不宜吃肥腻、油煎、难以消化的食物，宜进清淡、易消化食物。

2. 根据疾病忌口

如慢性肾功能不全者忌植物蛋白高的食物，包括新鲜的蚕豆、豌豆、毛豆、豆腐、豆腐干、豆腐皮及面筋、烤麸、冬菇、木耳等；尿酸性肾病患者忌酒、高嘌呤食物，如鱼、肉、动物内脏等；糖尿病肾病患者忌甜食；伴血脂高时忌高胆固醇食物；血钾偏高者或服用保钾利尿剂螺内酯、血管紧张素转换酶抑制剂（卡托普利、贝那普利、福辛普利及科素亚等）容易出现高钾血症者，不宜吃含钾较高的蔬菜，如菠菜、蘑菇、榨菜、辣椒、笋、豆腐皮等。

3. 忌"发物"

所谓"发物"是指进食后可能引发疾病的食物，如海鲜、酒类、芥菜、牛羊肉、狗肉、虾、蟹等。现代观点认为，某些过敏体质的人进食鱼虾、菠萝等可引起过敏反应而引起肾病发作，因此需要忌食。

应该指出忌口只是一项有利于疾病恢复的措施，绝对不能代替治疗。某些人采用单纯忌口而不用药物治疗的做法是不行的，而且除过敏食物外，忌口不等于绝对不吃，只是以少吃为佳。

六、肾病患者饮食烹饪常识

1. 蔬菜烹饪技巧

（1）多洗多泡：新鲜蔬菜一定要多洗多泡，丢弃黄腐叶。食品安全已成为世界性问题，蔬菜特别是绿叶鲜菜上市前大多沾染有农药，有的则有有害微生物和霉菌污染。为防止农药中毒和食源性传染病，新鲜蔬菜买回家后宜浸泡 30~60 分钟后再洗 3~4 次。

（2）先洗后切，急火快炒：若将蔬菜切后再洗，大量维生素就会流失。急火快炒亦是为了保存更多的维生素 C 和维生素 B，而且可以使菜肴色美味佳。

（3）现吃现炒，不要温热：蔬菜提前炒好，待吃时嫌凉又回锅加热后再吃，都会造成维生素的流失。据测定，烧好后的蔬菜温热 1 次的过程中可使维生素 B_1 损失至少 25%，而且加工后蔬菜放久了还能产生有毒的亚硝胺，不仅营养丢失，还可能致癌。

（4）绿色蔬菜不要炖煮：维生素 B 和维生素 C 都怕热、怕煮、怕文火煎煮。急火快炒的绿色蔬菜可使维生素 C 损失 17%，若焖上 1 分钟，蔬菜里的维生素可再损失 59%；在饭锅上蒸上 15 分钟，蔬菜里的维生素 C 几乎丧失 95%。

（5）新鲜蔬菜切勿久储：新鲜绿色菜暂时不吃时应避光放在通风、干燥处或包住菜根部分存放冰箱冷藏。菠菜在 20℃存放 1 天以上可使维生素 C 损失 80%。所有青菜、柿子椒等新鲜蔬菜存放常温处，维生素和营养素都会慢慢消耗丢失。

（6）吃蔬菜含维生素丰富的部分：如黄豆芽的维生素主要在豆中，豆与芽中维生素比是 3∶1。做饺子馅时菜汁被挤掉，损失菜中维生素 70% 以上；吃菜不喝汤同样要丢失 50% 的营养。

2. 肉类食品烹饪技巧

如肉类食品的烹调，一般有红烧、清炖和快炒三种。但从保存食品维生素着眼：清炖瘦猪肉将破坏维生素 B_1 60%~65%；用急火蒸的维生素 B_1 损失约 45%，而炒肉的维生素 B_1 损失仅 13%。因此，做荤菜时尽量采用急火快炒的方法。

骨头做汤时设法敲碎并加少许醋，可促进钙、磷的溶解吸收。

3. 主食烹饪技巧

在做主食时，淘米搓洗可使大米中的 B 族维生素损失 1/4。米饭先煮后蒸可使 B 族维生素损失 50%，所以不主张做捞饭。肝病患者宜吃焖饭或钵蒸饭。煮稀饭为使粥稠加碱，几乎使 B 族维生素全部破坏，应注意避免。有人认为，肝病患者要用鲜酵母发面，用 75% 的玉米面加 25% 的黄豆面蒸窝窝头，均可使维生素 B_1 和维生素 B_2 减少损失。菜汤、面条汤、饺子汤中含有食物的 30%~40% 水溶性维生素，不要浪费掉。另外，油炸食品宜少吃，油条、炸糕中的维生素 B_1 几乎都被破坏了，而且脂肪加热到 500~600℃时会产生致癌物质，长期多量吃油炸食品者易患癌症。

第二章　养肾饮食方

第一节　主食饮食方

主食是以稻米、糯米、玉米面、小麦面粉、黄豆面等米面主粮为基本原料，再加入一定量的药物经加工而制成的米饭及糕点等。

大虾捞饭

【原料】大虾 2 只，白米饭、葱姜片、西兰花、盐、糖、番茄酱、料酒、食用植物油各适量。

【制法】将大虾洗净，剪去虾须、虾爪；西兰花焯水备用。炒锅注油烧至五成热，下入大虾炸熟捞出。再下葱姜片略炒，烹料酒，添入少许汤，加入番茄酱、糖、盐，放入炸好的大虾，烧至汤汁浓稠，将虾捞出；米饭盛入小碗中，扣入盘内，放上大虾，摆上西兰花，再把锅中的汁浇在虾上即可。

【用法】适量食用。

【功效】补肾壮阳，壮腰强膝。适用于肾病患者。

家常薏米山药饭

【原料】水发大米 160 克，水发薏米 100 克，山药 160 克。

【制法】将山药洗净去皮切丁，备用。砂锅中注水烧开，倒入洗好的大米、薏米，放入切好的山药，拌匀，盖上锅盖，煮开后用小火煮 30 分钟至食材熟透。

【用法】适量食用。

【功效】利水渗湿，补肾益胃。适用于肾病、胃病患者。

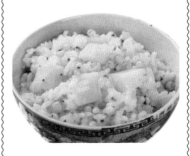

坚果饭团

【原料】寿司饭 250 克，松仁、核桃仁各 25 克，黄瓜 1 根，蛋松适量。

【制法】将核桃仁用刀面拍碎，黄瓜洗净切丁。将寿司饭、核桃仁、松仁、黄瓜丁、蛋松放入碗内拌匀。取模具，铺上保鲜膜；取拌好的寿司饭约 25 克填入模具中，随意做成各种形状饭团；食用时佐以芥末、日本酱油。

【用法】佐餐食用。

【功效】补肾强身，健脑益智，软化血管。适用于肾病、心血管患者。

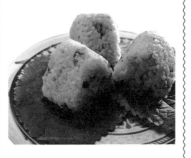

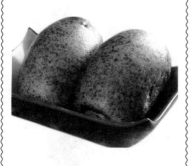

黑米馒头

【原料】全麦粉、黑米粉各 200 克，酵母粉适量。

【制法】将全麦粉、黑米粉加酵母粉揉成面团，盖上保鲜膜发酵至原体积两倍，取出再次揉至内部无气孔，搓成长条，分割成份，成生坯。将生坯放入蒸锅中，盖盖，再次发酵，旺火上汽，转中火蒸 15 分钟后揭盖取出即可。

【用法】适量食用。

【功效】补中益气，强肾壮骨。适用于肾病患者。

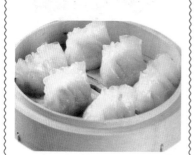

潮州粉果

【原料】澄面 100 克，生粉 60 克，沙葛 150 克，韭菜 80 克，肉末 100 克，海米 20 克，水发香菇 30 克，熟花生米 30 克，猪油 5 克，盐 4 克，料酒 2 毫升，生抽 2 毫升，白糖 2 克，香油 2 毫升，水淀粉、食用植物油适量。

【制法】将沙葛洗净去皮切粒；韭菜、香菇切粒。香菇、沙葛、海米焯水捞出；锅中注油烧热，倒入香菇、沙葛、海米、猪油、盐、料酒、生抽、白糖、香油等，炒匀盛出。加熟花生米、韭菜，做成粉果馅料备用。把开水倒入澄面、生粉中，再加猪油，用筷子拌一下盖几分钟再取出揉成面团。加馅料制成粉果生坯，放入烧开蒸锅中蒸熟即可。

【用法】主食食用。

【功效】健脾益胃，补肾益气。适用于肾病患者。

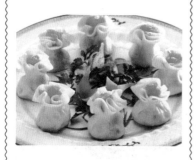

全素烧卖

【原料】澄粉 250 克，土豆 200 克，胡萝卜 100 克，葱花、姜末、盐、糖、食用植物油各适量。

【制法】将澄粉用开水冲熟，晾凉后揉匀，盖湿布饧片刻；土豆、胡萝卜去皮洗净，上笼蒸软捣成泥。炒锅注油烧热，下葱花、姜末炒香，放入土豆泥，撒盐、糖，炒制馅料；胡萝卜泥撒盐拌匀。澄粉面团下成 20 个剂子，制成圆皮，包入土豆泥馅，顶端放胡萝卜泥馅，入笼旺火蒸约 5 分钟，出笼即成。

【用法】适量食用。

【功效】健脾强肾，通利小便。适用于肾病患者。

家常荞麦面条

【原料】荞麦面条250克，青菜丝100克，猪肉丝、木耳丝各50克，葱丝、盐、酱油、香油、食用植物油、鲜汤各适量。

【制法】炒锅注油烧热，下葱丝爆香，放入肉丝炒至变色，再放入青菜丝、木耳丝翻炒，加入盐、酱油调味炒熟盛盘。汤锅添清水烧开，将面条下锅煮熟，捞出过凉沥水，盛于碗内。鲜汤入炒锅内烧开，调好口味，浇入面条碗内，再把炒好的青菜肉丝放在面条上即可。

【用法】适量食用。

【功效】软化血管，健肾消积。适用于肾病患者。

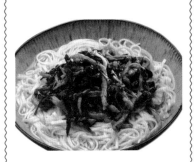

鲜虾饺

【原料】澄面100克，生粉60克，虾仁100克，水发香菇40克，肉末100克，猪油5克，盐4克，白糖5克，生抽5毫升，胡椒粉、香油、食用植物油各适量。

【制法】将香菇、虾仁洗净切粒，虾仁加调料腌渍入味。肉末加调料、面粉、虾仁制成肉馅，放入香菇拌匀，制成鲜虾馅料。将生粉揉搓成面团，加入猪油，拌匀，揉搓成光滑的面团待用。取面团，揉成长条，切成数个小剂子，将小剂子擀成面皮，加馅料，做成鲜虾饺生坯，将蒸盘刷上食用植物油，放上鲜虾饺生坯，放蒸锅中蒸熟取出即可。

【用法】适量食用。

【功效】补肾壮阳，清热解毒。适用于肾病患者。

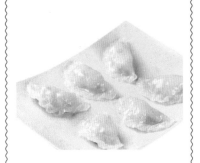

糯米蒸闸蟹

【原料】糯米200克，大闸蟹1只（重约300克），葱花、料酒、盐各适量。

【制法】大闸蟹洗干净，用盐水泡2分钟备用。糯米淘净，沥干水分，加入盐、料酒拌匀，同闸蟹一起摆在盘内，入蒸锅蒸20分钟取出，撒上葱花即可。

【用法】适量食用。

【功效】健骨养肾，调中益气。适用于肾病患者。

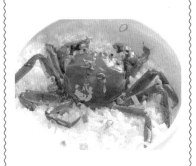

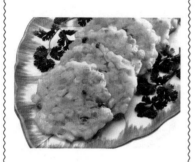

三宝饼

【原料】玉米粒100克，青豆、胡萝卜、葱头各25克，盐、糖、面粉、食用植物油各适量。

【制法】将玉米粒、青豆洗净，胡萝卜洗净去皮切粒，葱头切粒，分别用沸水焯过，捞出沥干水分。将面粉倒入盆内，加入玉米粒、胡萝卜粒、青豆、葱头粒、盐、糖及少许清水，调匀成浓糊状，分成若干等份。炒锅注油烧热，逐份下入浓糊，小火慢煎，中途翻面，待煎熟透、两面呈金黄色，取出盛盘即可。

【用法】适量食用。

【功效】调中益气，健肾开胃。适用于肾病患者。

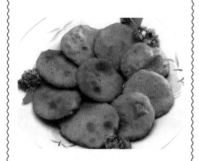

香甜山药饼

【原料】山药500克，枣泥250克，瓜子仁25克，熟面粉、糖、食用植物油各适量。

【制法】将山药洗净，蒸熟去皮，用刀拍成泥，再拌入少许熟面粉揉匀，揪成小剂子，再擀成圆片。每片放上一份枣泥、瓜子仁，包严，再压成圆饼。炒锅注油烧至六成热，放入山药饼，慢火炸透，至两面呈金黄色捞出，沥油装盘，糖盛食碟随同蘸食。

【用法】适量食用。

【功效】益肾填精，补肺健脾。适用于肾病患者。

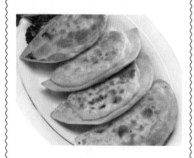

蛤肉合饼

【原料】面粉250克，蛤蜊肉、韭菜末各200克，猪肉末150克，鸡蛋2个，姜末、盐、胡椒粉、食用植物油各适量。

【制法】将蛤蜊肉剁碎，猪肉末下油锅炒香，一同放入盆中，加入韭菜末、食用植物油、盐、姜末、胡椒粉及打散的鸡蛋拌匀成馅。将面粉和成面团，饧半小时，将面团擀成圆片，包入馅，制成圆形合饼若干个。炒锅注油烧热，将合饼放入锅内，用小火烙熟即成。

【用法】适量食用。

【功效】暖胃健身，壮阳强腰。适用于肾病患者。

三花玉米饼

【原料】面粉、玉米粉、糯米粉各 150 克，葡萄干、罐头玉米各 25 克，鸡蛋 3 个，糖、牛奶、食用植物油各适量。

【制法】将玉米粉、糯米粉、面粉混合均匀。鸡蛋打散，与葡萄干、糖、牛奶、罐头玉米及适量水搅匀，慢慢倒入混合好的面粉中，调成糊。炒锅注油烧热，用裱花袋将面糊挤成一个个小饼，下入锅中，两面烙至金黄色即可。

【用法】佐餐食用。

【功效】养心益肾，健脾厚肠。适用于肾病患者。

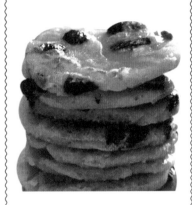

红薯糯米饼

【原料】红薯 500 克，糯米粉、面粉各 250 克，豆沙馅 200 克，食用植物油适量。

【制法】将红薯洗净煮熟，去皮碾成泥，加入面粉、糯米粉及少许清水揉匀，制成面团。将面团搓成条状，切成小块擀成面皮，包入豆沙馅，压成圆饼。炒锅注油烧热，放入红薯饼，盖上锅盖，慢火煎透，煎至两面呈金黄色，取出盛盘即可。

【用法】适量食用。

【功效】补脾虚，强肾脏。适用于肾病患者。

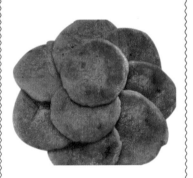

迷你南瓜饼

【原料】小南瓜 1 个，糯米粉、椰蓉各 100 克，鸡蛋 1 个，食用植物油、白糖各适量。

【制法】南瓜洗净，削去外皮，掏净瓜瓤，切成小块，入蒸锅蒸熟。将煮熟的南瓜捞出，放到容器内用勺子碾碎，加入糯米粉、鸡蛋，搅拌均匀成馅。手上沾些干的糯米粉，将和好的南瓜馅拍成小饼状，蘸上椰蓉。锅里入油烧至八成热，放入南瓜饼煎至两面呈金黄色，出锅盛盘即可。

【用法】适量食用。

【功效】养颜美容，强肾健体。适用于肾病患者。

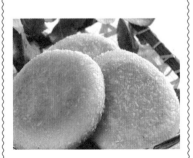

第二节 粥、羹饮食方

粥、羹是以各种食品为基本原料，再配上一定比例的中药，经煮制而成的食品。粥、羹制作方便，非常适合家庭应用，是一种老幼皆宜、值得推广的药膳饮食。

糯米鸡丝粥

【原料】鸡胸肉 200 克，糯米 100 克，香菜末 25 克，葱段、姜片、盐各适量。

【制法】将鸡胸肉洗净，放入锅中，加入葱段、姜片及适量清水，煮至鸡肉熟软。捞出鸡肉，撕成细丝；鸡骨放锅中，小火熬成鸡汤。糯米洗净浸泡 30 分钟，捞出倒入锅中，添入鸡汤及适量清水，大火烧开，改小火熬成粥，放入鸡丝，加盐调匀，撒上香菜末，盛出即可。

【用法】早晚食用。

【功效】补脾胃，益肝肾。适用于肾病患者。

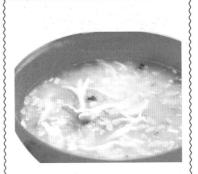

黄芪阿胶糯米粥

【原料】黄芪 20 克，红枣 15 克，糯米 100 克，阿胶粉 30 克，白糖适量。

【制法】黄芪放入清水中浸泡，洗净，捞出，沥干水分，晾干，切成薄片，备用。红枣放入清水中洗干净，去核，备用。糯米拣去杂质，淘洗干净，放入清水中浸泡 1 小时左右，捞出，沥干水分。将黄芪片、红枣、糯米、阿胶粉一起放入砂锅中，倒入适量清水，旺火煮沸，改用小火炖 40 分钟，加入适量白糖调味，出锅即可。

【用法】早晚食用，特别适合冬天食用。

【功效】补气养血，补肾健脾。适用于肾病患者。

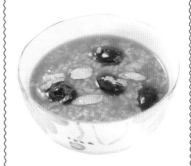

小米红薯粥

【原料】红薯 150 克，小米 75 克，红枣 50 克。

【制法】将红薯洗净去皮，切成 1.5 厘米见方的块；小米淘洗干净，沥干水分；红枣洗净待用。汤锅添适量清水烧开，放入小米，旺火烧开，改小火煮约 10 分钟，打去浮沫，再放入红薯块、红枣，小火煮至粥浓稠即可。

【用法】早晚食用，特别适合在冬天食用。

【功效】补脾胃，益肝肾。适用于肾病患者。

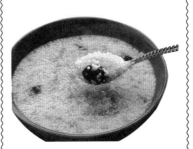

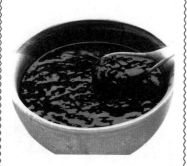

五宝赤豆粥

【原料】赤豆（红小豆）50 克，花生米、绿豆、黑米各 25 克，红枣、白糖各适量。

【制法】将赤豆、绿豆、花生米、黑米、红枣分别去杂质洗净，放入砂锅内，添入适量清水。旺火烧开，改小火煮至熟烂，加入白糖拌匀，出锅即成。

【用法】早晚食用。

【功效】润肠通便，健肾强腰。适用于肾病患者。

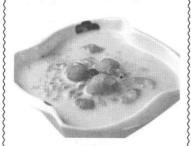

桂圆燕麦粥

【原料】燕麦片 90 克，桂圆肉 45 克，牛奶 200 毫升。

【制法】砂锅中注入适量清水烧开，倒入燕麦片，放入洗好的桂圆肉，用小火煮约 30 分钟至食材熟透。倒入适量牛奶，拌匀煮沸。关火后盛出煮好的麦片粥，装入碗中即可。

【用法】早晚食用。

【功效】养肾温胃，健脑润肠。适用于肾病患者。

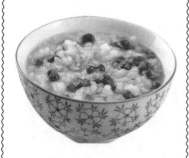

燕麦红豆粥

【原料】燕麦 100 克，红豆 50 克，白糖适量。

【制法】燕麦洗净，提前浸泡一夜。红豆洗净，用清水浸泡 3 小时。锅中加适量清水，放入燕麦、红豆，旺火煮沸，改小火慢熬。所有食材熟烂后，加入少许白糖调味，出锅即可。

【用法】早晚食用。

【功效】清热利尿，健肾养胃。适用于肾病患者。

金樱子粥

【原料】金樱子 15 克，粳米 100 克，白糖适量。

【制法】金樱子洗净，放入砂锅中加入适量清水煎煮，去渣，留汁，备用。粳米淘洗干净。往砂锅中加入适量清水及金樱子汁，放入粳米，熬煮成粥。粥熟后，加入适量白糖调味，出锅即可食用。

【用法】早晚食用。

【功效】固精健肾，涩肠止泻，缩尿止遗，止咳平喘。适用于肾病患者。

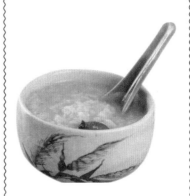

核桃枸杞粥

【原料】核桃仁 30 克，枸杞 8 克，水发大米 150 克，白糖 20 克。

【制法】锅中注入适量清水烧开，倒入洗净的大米、核桃仁，搅拌均匀，盖上盖，用大火煮沸，再改用小火煮约 30 分钟至食材熟软。揭开盖，放入清洗干净的枸杞，搅拌均匀，再盖上盖，煮 10 分钟至食材熟透，揭盖，放入白糖，搅拌均匀，煮至白糖溶化。关火后盛出煮好的粥，装入碗中，稍冷即可食用。

【用法】早晚食用。

【功效】健脾益胃，益气补肾。适用于肾病患者。

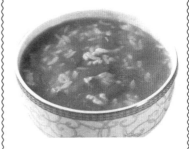

何首乌粥

【原料】何首乌 30 克，粳米 50 克，白糖适量。

【制法】何首乌洗净，放入砂锅内，加入适量清水煎煮，去渣，留汁，备用。粳米拣去杂质，淘洗干净。另取一砂锅，加入适量清水，放入粳米、药汁，旺火煮沸。改小火熬煮成粥，加入适量白糖调味，出锅即可。

【用法】早晚食用。

【功效】补肾补血，壮腰健体。适用于肾病患者。

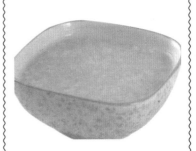

黑米核桃浆

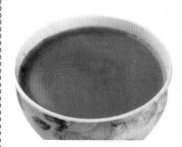

【原料】水发黑米 100 克，核桃仁 70 克，白糖 30 克。

【制法】取豆浆机，倒入洗净的黑米、核桃仁，放入白糖，注入适量清水。盖上豆浆机机头，选择"五谷"程序，再选择"开始"键，开始打浆，待豆浆机运转约 45 分钟，即成米浆。断电后取下机头，倒出米浆，装入碗中，待稍凉后即可饮用。

【用法】早晚食用。

【功效】补血益肾，润肠通便。适用于肾病患者。

芝麻板栗豆浆羹

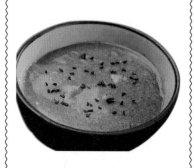

【原料】黑芝麻、板栗仁、黄豆各 100 克。

【制法】黑芝麻用小火焙熟。板栗仁切小块。黄豆温水浸泡，放入豆浆机中加水打成豆浆，倒出备用。将黑芝麻、板栗放入豆浆机中，打成粉末。将打好的黑芝麻、板栗粉盛入碗内，将豆浆煮开，倒入碗内搅成糊即可。

【用法】早晚食用。

【功效】补肝益肾，润肠通乳。适用于肾病患者。

黑米红豆粥

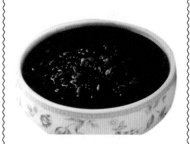

【原料】水发黑米 120 克，水发大米 150 克，水发红豆 50 克。

【制法】砂锅中注入适量清水烧开，倒入洗好的红豆、黑米，放入洗净的大米，搅拌均匀，烧开后用小火煮约 40 分钟至食材熟透，搅拌片刻。关火后盛出煮好的粥，装入碗中，晾凉即可食用。

【用法】早晚食用。

【功效】利水渗湿，健脾益肾。适用于肾病患者。

黑芝麻燕麦粥

【原料】燕麦片 100 克，黑芝麻粉 30 克，枸杞少许，白糖少许。

【制法】砂锅中注入适量清水烧热，倒入备好的燕麦片、黑芝麻粉、枸杞，拌匀。盖上盖，烧开后用小火煮约 30 分钟至熟，倒入白糖，拌匀，煮至溶化。关火后盛出即可。

【用法】早晚食用。

【功效】补肝益肾，润肠通便。适用于肾病患者。

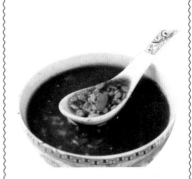

花生核桃糊

【原料】糯米粉 90 克，核桃仁 60 克，花生米 50 克。

【制法】取榨汁机，倒入洗净的花生米、核桃仁，磨成粉末状，装入碗中，制成核桃粉待用。糯米粉放入碗中，注水调匀，制成生米糊。砂锅中注水烧开，倒入核桃粉，大火煮沸；放入生米糊，边倒边搅拌，至其溶于汁水中，转中火煮至糊状即成。

【用法】早晚食用。

【功效】滋补肝肾，强身健体，补血益智。适用于肾病患者。

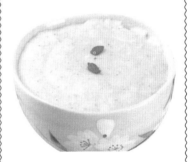

芡实莲子粥

【原料】芡实 100 克，粳米 100 克，莲子 30 克，白糖适量。

【制法】芡实、莲子分别洗净。粳米洗净，用清水浸泡 30 分钟。往砂锅中加适量清水，放入芡实、莲子、粳米，旺火煮沸，改小火熬煮成粥。粥熟后，加入适量白糖调味，稍煮至白糖完全溶化即可。

【用法】早晚食用。

【功效】养胃补肾，祛痰清热。适用于肾病患者。

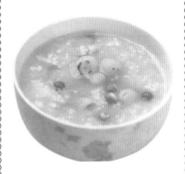

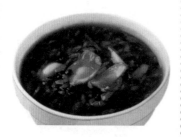

百合黑米粥

【原料】水发大米 120 克，水发黑米 65 克，鲜百合 40 克，盐少许。

【制法】砂锅中注入适量清水烧热，倒入备好的大米、黑米，放入百合，拌匀。盖上盖，烧开后用小火煮约 40 分钟至熟，放入盐拌匀，煮至粥入味。关火后盛出煮好的粥即可。

【用法】早晚食用。

【功效】滋阴养颜，补益脾肾。适用于肾病患者。

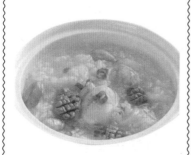

板栗花生猪腰粥

【原料】猪腰、糯米各 100 克，板栗、花生各 30 克，盐、葱花各适量。

【制法】糯米、花生分别洗净。板栗去壳。猪腰洗净，剖开，去腰臊，打上花刀，切片，放沸水锅氽烫，捞出。往锅中倒入水，放入糯米、板栗、花生旺火煮沸。待米粒开花，放入猪腰花片，慢火熬煮，加盐调味，撒葱花即可。

【用法】早晚食用。

【功效】补肾脾，和中益气。适用于肾病患者。

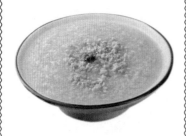

板栗小米粥

【原料】水发大米 150 克，水发小米 100 克，熟板栗 80 克。

【制法】将熟板栗切块，再剁成细末，备用。砂锅中注入适量清水烧开，倒入洗净的大米，再放入洗好的小米，搅匀，使米粒散开，煮沸后用小火煮约 30 分钟，至米粒熟软。关火后盛出煮好的米粥，装入汤碗中，撒上板栗末即成。

【用法】早晚食用。

【功效】养胃健脾，补肾强腰。适用于肾病患者。

核桃仁粳米粥

【原料】核桃仁 100 克，粳米 120 克，白糖适量。

【制法】将核桃仁洗净后切成米粒大小备用。粳米拣去杂质，淘洗干净，备用。净锅置火上烧热，倒入适量清水用旺火烧开，倒入洗净的粳米和核桃粒，大火煮沸后改小火继续熬煮 15～20 分钟，至成粥，加入适量白糖调味，搅拌至白糖完全溶化，出锅即可。

【用法】早晚食用。

【功效】健脑益智，健肾利尿。适用于肾病患者。

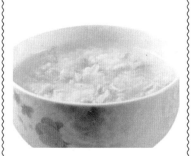

当归羊肉羹

【原料】羊肉 300 克，当归 10 克，黄芪、党参各 9 克，姜末、葱花各少许，盐少许，胡椒粉少许，生抽 5 毫升，料酒 6 毫升，水淀粉、香油各适量。

【制法】将洗净的羊肉剁成肉末，待用。砂锅中注水烧热，倒入当归、黄芪、党参，煮沸后用小火煲煮 15 分钟，捞出药材及杂质，倒入羊肉末，加姜末、料酒、盐、胡椒粉，转大火煮至食材熟软，加水淀粉、生抽、香油，煮至食材入味，撒上葱花即成。

【用法】早晚食用。

【功效】益气补虚，补肾壮阳。适用于肾病患者。

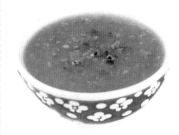

淮山药补骨脂粥

【原料】水发大米 120 克，淮山药 40 克，补骨脂 10 克，盐少许。

【制法】将淮山药洗净切小块，备用。锅中注水烧开，倒入补骨脂，煮沸后用小火煮约 15 分钟，至其析出有效成分捞出，倒入大米、淮山药，拌匀使材料散开，烧开后用小火煲煮约 30 分钟，至米趋熟透，加入盐、拌匀，转中火续煮片刻至米粥入味即成。

【用法】早晚食用。

【功效】健脾益胃，补肾壮阳。适用于肾病患者。

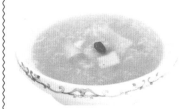

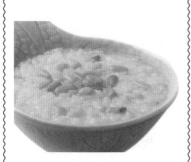

松子粥

【原料】粳米 50 克，炸松仁 50 克，蜂蜜适量。

【制法】粳米淘洗干净。将粳米放入锅中，加入适量清水，熬煮至黏稠。熬至米烂时，加入炸松仁略煮，至粥再次滚开，加入蜂蜜调匀，出锅即可食用。

【用法】早晚食用。

【功效】滋阴补肾，润燥滑肠。适用于肾病患者。

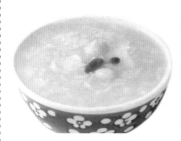

健脾益气粥

【原料】水发大米 150 克，淮山药 50 克，芡实 45 克，水发莲子 40 克，干百合 35 克，白糖适量。

【制法】砂锅中注水烧开，放入洗净的淮山药、芡实、莲子、干百合、大米，搅散，煮沸后用小火煮约 40 分钟，至米粒熟透。加入适量白糖，转中火拌匀，略煮片刻，至白糖溶化。关火后盛出煮好的粥，装碗即成。

【用法】早晚食用。

【功效】补肾润肠，健脾益胃。适用于肾病患者。

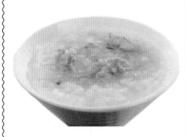

松子核桃粥

【原料】松仁、核桃仁各 15 克，粳米 100 克，白糖适量。

【制法】核桃仁、松仁分别洗净。粳米淘洗干净。把粳米、核桃仁、松仁放入电饭煲内，加入适量清水，启动电饭煲，煲成粥，趁热加入白糖调味，出锅即可。

【用法】早晚食用。

【功效】补益气血，健脾健脑。适用于肾病患者。

金樱子糯米粥

【原料】金樱子 20 克，水发糯米 150 克。

【制法】砂锅注入适量清水烧开，倒入金樱子，小火炖 15 分钟，将药渣捞出。倒入糯米，搅匀，小火继续炖 30 分钟，搅拌片刻。将药粥盛出装入碗中即可。

【用法】早晚食用。

【功效】健肾固精，缩尿止泻。适用于肾病患者。

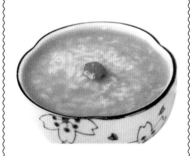

韭菜鲜虾粥

【原料】韭菜 85 克，基围虾 80 克，水发大米 150 克，姜丝少许，盐少许，食用植物油适量。

【制法】将洗净的基围虾除去头、须，将背部切开；洗净的韭菜切段。砂锅注水烧开，倒入洗净的大米，加食用植物油，搅匀，烧开后用小火煮 30 分钟，至大米熟软，放入姜丝、基围虾，搅匀，用小火续煮 5 分钟，放入韭菜，加盐、搅匀调味。关火后盛出煮好的粥，装入碗中即可食用。

【用法】早晚食用。

【功效】壮阳益肾，润肠通便。适用于肾病患者。

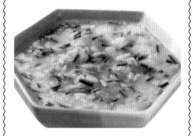

茅根红豆粥

【原料】水发大米 150 克，水发红豆 90 克，茅根 50 克，白糖适量。

【制法】砂锅中注入适量清水烧开，放入洗净的茅根、红豆，用小火煮约 15 分钟；取出茅根，倒入洗净的大米，搅拌匀。用小火煮约 30 分钟至食材熟透，放入白糖，拌匀，煮约 1 分钟至其溶化，搅拌均匀。关火后盛出煮好的茅根红豆粥，装入碗中即可。

【用法】早晚食用。

【功效】补肾益气，健脾和胃。适用于肾病患者。

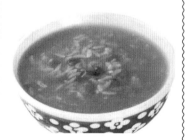

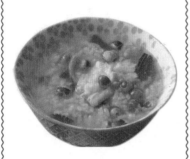

芡实鸡肉粥

【原料】芡实、鸡脯肉各50克，粳米100克，菜心20克，盐适量。

【制法】芡实、菜心分别洗净。粳米淘洗干净。鸡脯肉处理干净，切成薄片。往砂锅中加水、芡实、粳米、鸡脯肉片，旺火煮沸，改小火熬煮成粥。粥将熟时放入菜心稍煮，加入适量盐调味，出锅即可。

【用法】早晚食用。

【功效】补润五脏，健肾养胃。适用于肾病患者。

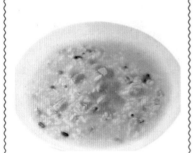

木瓜杂粮粥

【原料】木瓜110克，水发大米80克，水发绿豆、水发糙米、水发红豆、水发薏米、水发莲子、水发花生各70克，玉米碎60克，玉竹20克。

【制法】将洗净去皮的木瓜切成小丁块，备用。砂锅中注入适量清水烧开，倒入备好的大米、杂粮和洗净的玉竹，搅拌匀，煮沸后用小火煮约30分钟，至食材熟软，倒入木瓜丁，搅拌匀，用小火续煮约3分钟，至食材熟透。关火后盛出煮好的杂粮粥，装入汤碗中即成。

【用法】早晚食用。

【功效】清热解毒，补肾益气。适用于肾病患者。

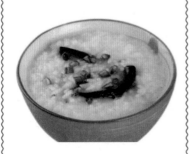

泥鳅粥

【原料】水发大米160克，泥鳅120克，姜丝、葱花各少许，盐少许。

【制法】将泥鳅装碗，加盐拌匀，注水洗净，去除黏液，去除头尾，洗净备用。砂锅中注入适量清水烧热，倒入洗净的大米，撒上姜丝，倒入泥鳅，拌匀，煮开后用小火煮30分钟至食材熟透，加入少许盐搅拌均匀，至食材入味。关火后盛出煮好的粥，装入碗中，撒上葱花即可。

【用法】早晚食用。

【功效】养肾益精，滋补强身，滋补益气。适用于肾病患者。

牛奶蛋黄粥

【原料】水发大米 130 克，牛奶 70 毫升，熟蛋黄 30 克，盐少许。

【制法】将熟蛋黄切碎，备用。砂锅中注入适量清水烧开，倒入洗净的大米，搅拌均匀，盖上盖，烧开后用小火煮约 30 分钟至大米熟软，揭开盖，放入熟蛋黄，倒入牛奶，搅拌匀，加入盐，搅匀调味，略煮片刻至食材入味。关火后盛出煮好的粥，装碗中即可。

【用法】早晚食用。

【功效】健脾益肾，生津止渴。适用于肾病患者。

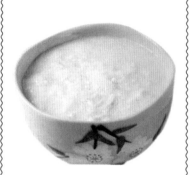

红枣莲子粳米粥

【原料】红枣 10 克，莲子 30 克，粳米 150 克，白糖适量。

【制法】红枣洗净，去核。莲子入温水中浸泡，去心。粳米拣去杂质，淘洗干净，浸泡 1 小时。净锅上火，加入清水适量，下入粳米、莲子，旺火烧沸，放入红枣，转小火炖煮 40 分钟，加入白糖调味，稍煮至白糖完全溶化，出锅即可。

【用法】早晚食用。

【功效】补中安神，止泻固精，益肾涩精。适用于肾病患者。

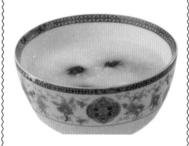

牛膝生地黑豆粥

【原料】水发大米 110 克，水发黑豆 100 克，生地、熟地各 15 克，牛膝 12 克。

【制法】将洗净的熟地切片；洗净的生地切片，备用。砂锅中注入适量清水烧开，倒入洗净的牛膝，放入切好的生地、熟地，煮沸后用小火煮约 15 分钟，至药材析出有效成分，捞出药材及其杂质，倒入洗净的黑豆。放入洗净的大米，搅拌匀，使米粒散开，煮沸后用小火续煮约 30 分钟，至食材熟透即可。

【用法】早晚食用。

【功效】补肝肾，强筋骨，利尿通淋。适用于肾病患者。

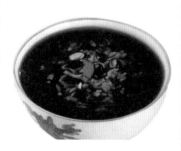

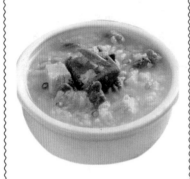

鹌鹑豆腐粥

【原料】鹌鹑100克，豆腐50克，粳米100克，葱花、姜丝、盐、料酒、胡椒粉、香油各适量。

【制法】鹌鹑处理干净，切成大块，放入沸水锅中氽烫，捞出，洗净血污，沥干水分。粳米淘洗干净，泡好。豆腐洗净，切成方块。往锅中放入鹌鹑块、粳米、豆腐块、姜丝，倒入适量沸水，烹入料酒，中火焖煮至米粒开花。转小火熬煮成粥，加盐、胡椒粉调味，淋入香油，出锅撒入葱花即可。

【用法】早晚食用。

【功效】补益精血，温肾助阳。适用于肾病患者。

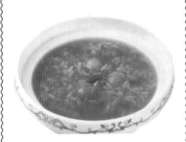

糯米桂圆白糖粥

【原料】桂圆肉35克，水发糯米150克，白糖适量。

【制法】砂锅中注入适量清水烧开，放入洗净的糯米、桂圆，搅拌均匀，用小火煮30分钟至其熟透。加入白糖，搅拌匀，煮至溶化。关火后盛出，装入碗中即可。

【用法】早晚食用。

【功效】补中益气，养血安神。适用于肾病患者。

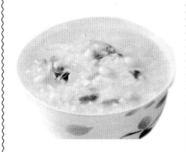

芥菜黄豆粥

【原料】水发黄豆100克，芥菜50克，水发大米80克，盐2克，香油少许。

【制法】将洗净的芥菜切成碎末，备用。砂锅中注入适量清水烧开，倒入洗好的黄豆、大米，搅拌均匀，用小火煲煮约40分钟至食材熟透，用勺搅匀。倒入切好的芥菜，拌煮至软；放入少许盐、香油，拌匀，煮至入味即可。

【用法】早晚食用。

【功效】滋阴补肾，益精血，强筋骨。适用于肾病患者。

山药黑芝麻糊

【原料】水发大米 120 克，山药 75 克，水发糯米 90 克，黑芝麻 30 克，牛奶 85 毫升。

【制法】将锅烧热，关火后倒入黑芝麻炒香，盛出，取杵臼，倒入黑芝麻，碾成细末，倒出；山药去皮洗净切粒待用。汤锅中注入适量清水烧开，倒入大米、糯米，烧开后用小火煮 30 分钟；倒入山药，拌匀，放入黑芝麻，拌匀，用小火煮 15 分钟至食材熟透。倒入牛奶，搅拌匀，中火煮沸即可。

【用法】早晚食用。

【功效】健脾补肺，固肾益精。适用于肾病患者。

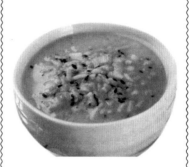

芝麻核桃薏米粥

【原料】水发大米 110 克，白芝麻 15 克，核桃仁 30 克，水发薏米 40 克。

【制法】将洗净的核桃仁切成碎丁，备用。砂锅中注入适量清水烧开，倒入洗好的大米，再加入核桃仁、薏米、白芝麻，搅拌匀，用中火煮约 35 分钟至食材熟软，持续搅拌一会儿。将煮好的粥盛出，装入碗中即可食用。

【用法】早晚食用。

【功效】补血明目，祛风润肠，健肾强腰。适用于肾病患者。

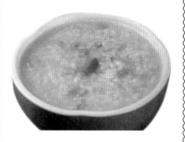

上海青海米豆腐羹

【原料】上海青 35 克，海米 15 克，豆腐 270 克，葱花少许，盐少许，水淀粉、料酒、食用植物油各适量。

【制法】将豆腐洗净切成小方块；上海青洗净切碎，备用。锅中注油烧热，放入海米，炒香，放入料酒、清水、盐、豆腐，拌匀，用中火煮 3 分钟，至食材熟软；倒入上海青，煮至上海青变软，倒入水淀粉，搅拌至汤汁浓稠。关火后盛出豆腐羹，装入碗中即可。

【用法】早晚食用。

【功效】消肿解毒，补肾益气。适用于肾病患者。

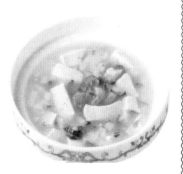

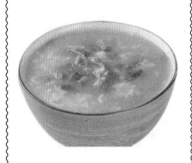

羊肉山药粥

【原料】羊肉 200 克，山药 300 克，水发大米 150 克，姜片、葱花、胡椒粒各少许，盐 3 克，生抽 4 毫升，料酒、水淀粉、食用植物油各适量。

【制法】将山药洗净切丁；羊肉洗净切丁，放盐、生抽、料酒、水淀粉、食用植物油，拌匀腌渍。砂锅注水烧开，放入洗净的大米，拌匀，小火煮 30 分钟，放山药，拌匀，小火续煮 10 分钟，放羊肉、姜片，煮 2 分钟，加盐、胡椒粒拌匀调味。关火后盛出煮好的粥，撒上葱花，晾凉即成食用。

【用法】早晚食用。

【功效】益气滋补，强肾健体。适用于肾病患者。

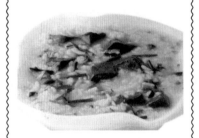

猪血韭菜粥

【原料】猪血 200 克，水发大米 150 克，韭菜 90 克，姜片少许，盐 2 克。

【制法】将洗净的韭菜切段；洗好的猪血切成小方块。砂锅中注水烧开，倒入洗净的大米，搅拌匀，煮沸后用小火煮约 30 分钟，至米粒变软；撒上姜片，倒入猪血块，用小火续煮约 3 分钟，至猪血八成熟。倒入韭菜，轻轻搅拌，待其断生后加入少许盐、搅匀调味，续煮至全部食材熟透即成。

【用法】早晚食用。

【功效】补肾助阳，养血补血。适用于肾病患者。

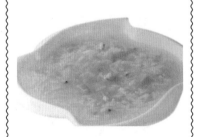

薏米红薯粥

【原料】水发薏米 100 克，红薯 150 克，水发大米 180 克，白糖 25 克。

【制法】将洗净去皮的红薯切成丁，备用。砂锅中注入适量清水烧开，倒入大米、红薯丁，放入洗好的薏米，搅拌均匀，烧开后用小火煮 40 分钟至粥浓稠。放入适量白糖，拌匀，续煮至白糖溶化，盛出煮好的粥，装入碗中即可。

【用法】早晚食用。

【功效】利水渗湿，健脾补肾，润肠通便。适用于肾病患者。

薏米绿豆粥

【原料】水发薏米 90 克，水发绿豆 150 克，白糖 30 克。

【制法】砂锅中注入适量清水烧开，倒入洗净的绿豆、薏米，盖上盖，烧开后用小火煮 40 分钟，至食材熟透。揭开盖，加入适量白糖，煮至溶化，继续搅拌片刻，使汤味道均匀。关火后盛出煮好的甜汤，装入汤碗中即可。

【用法】早晚食用。

【功效】利水渗湿，解毒强肾。适用于肾病患者。

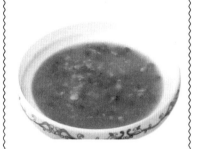

薏芡猪肚粥

【原料】水发薏米 120 克，水发芡实 50 克，水发大米 160 克，熟猪肚 100 克，盐、胡椒粉各 2 克。

【制法】将熟猪肚去除油脂，切条形，再切成小块，备用。砂锅中注入清水烧开，倒入猪肚，放入洗好的薏米、芡实、大米，搅拌均匀，烧开后用小火煮约 40 分钟至熟。加入少许盐、胡椒粉，拌匀调味，煮至入味即可。

【用法】早晚食用。

【功效】健脾养胃，利水渗湿，补肾涩精。适用于肾病患者。

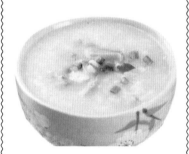

紫薯桂圆小米粥

【原料】紫薯 200 克，桂圆肉 30 克，水发小米 150 克。

【制法】将洗好去皮的紫薯切成丁，备用。砂锅中注入适量清水烧开，倒入洗净的小米，搅拌均匀，加入洗好的桂圆肉，拌匀，用小火煮约 30 分钟。放入切好的紫薯，拌匀，用小火续煮 20 分钟至食材熟透，轻轻搅拌片刻，晾凉即可。

【用法】早晚食用。

【功效】健肾养胃，润肠通便，健脑益智。适用于肾病患者。

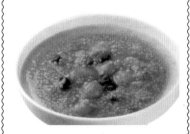

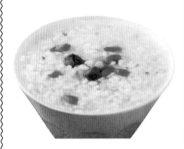

榛子枸杞桂花粥

【原料】水发大米 200 克，榛子仁 20 克，枸杞 7 克，桂花 5 克。

【制法】砂锅中注水烧开，倒入洗净的大米，搅拌均匀，煮沸后用小火煮约 40 分钟至大米熟透。倒入备好的榛子仁、枸杞、桂花，拌匀，用小火续煮 15 分钟，至米粥浓稠，搅拌均匀。关火后将煮好的粥装入碗中即可。

【用法】早晚食用。

【功效】明目益气，滋补脾肾。适用于肾病患者。

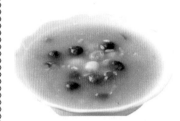

榛子莲子燕麦粥

【原料】水发莲子 60 克，榛子仁 20 克，水发燕麦 80 克。

【制法】砂锅中注入适量清水烧开，倒入备好的莲子、榛子仁，放入洗净的燕麦。盖上盖，煮沸后用小火煮 1 小时至食材熟透，搅拌均匀。关火后将煮好的粥盛出，装入碗中，晾凉即可食用。

【用法】早晚食用。

【功效】益脾养肾，润肠通便，清热降火。适用于肾病患者。

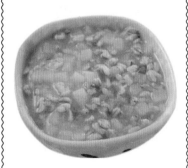

大麦土豆粥

【原料】大麦仁 100 克，土豆 300 克，葱花、盐、食用植物油各适量。

【制法】土豆洗干净，削去外皮，切成小方丁。大麦仁去除杂质，放入清水中淘洗干净，备用。净锅置火上，倒入适量植物油烧热，放入葱花煸炒出香味，加入适量清水，放入大麦仁用旺火烧沸，再加土豆丁转小火慢慢煮成粥，加入适量盐调味，出锅即可食用。

【用法】早晚食用。

【功效】健肾利尿，和中益气。适用于肾病患者。

车前山药粥

【原料】山药30克，车前子12克，粳米50克，白糖适量。

【制法】山药去皮，洗净，切碎，研成细末。车前子择去杂质，装入细纱布袋内，扎紧袋口，制成药包。将药包与山药粉、粳米一同放入锅中，加入适量清水，小火煮成粥，加入白糖调味，出锅即可。

【用法】早晚食用。

【功效】清热利尿，健肾壮腰。适用于肾病患者。

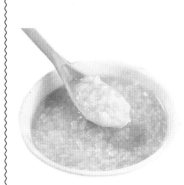

南瓜粳米粥

【原料】粳米200克，南瓜100克，盐适量。

【制法】粳米淘洗干净，清水浸泡1小时。南瓜去皮、瓤，清洗干净，切成小方块。净锅置火上，加入适量清水，下入粳米、南瓜，旺火烧沸，再转小火炖煮成粥，加入盐调味即可。

【用法】早晚食用。

【功效】补中益气，益脾养肾。适用于肾病患者。

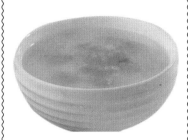

绿豆薏仁羹

【原料】绿豆60克，薏仁40克，山楂20克，白糖适量。

【制法】将绿豆、薏仁分别洗净，用清水浸泡2小时；山楂洗净，切成小片。往砂锅中加适量清水，放入绿豆、薏仁、山楂，大火煮沸，改小火炖10分钟。加少许白糖调味，稍煮关火，不要揭盖，继续焖10分钟即可。

【用法】早晚食用。

【功效】消肿通气，清热解毒，健肾利尿。适用于肾病患者。

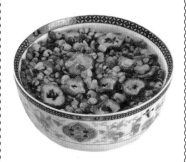

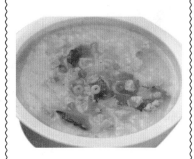

锁阳羊肉粥

【原料】锁阳 10 克，羊肉、粳米各 100 克，葱花、姜末、盐各适量。

【制法】锁阳洗净，切成薄片。羊肉洗净，切成小块。粳米淘洗干净。往砂锅中加适量清水，放入锁阳、羊肉、粳米、葱花、姜末旺火煮沸。改小火熬煮成粥，加少许盐调味，出锅即可。

【用法】早晚食用。

【功效】补肾利脾。适用于肾病患者。

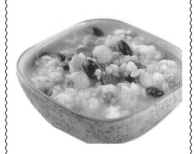

锁阳补肾粥

【原料】锁阳 15 克，黑豆 30 克，莲子、核桃仁各 15 克，粳米 100 克，白糖适量。

【制法】黑豆洗净，泡软。莲子去心洗净。核桃仁捣碎。锁阳洗净，用纱布包好。粳米洗净。往砂锅中加适量清水，放入粳米、黑豆、莲子、药包一起煮熟，去掉药包，撒核桃仁，加白糖调味即可。

【用法】早晚食用。

【功效】补肾利脾。适用于肾病患者。

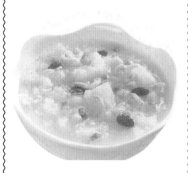

鸡肉枸杞萝卜粥

【原料】白萝卜 50 克，鸡脯肉 30 克，粳米 50 克，枸杞适量，盐、葱花各适量。

【制法】白萝卜洗净去皮，切块。枸杞洗净。鸡脯肉洗净，切丝。粳米淘净，泡好。将粳米放入锅中，倒入水，武火烧沸，下入白萝卜块、枸杞，转中火熬煮至米粒软散。下入鸡脯肉丝，将粥熬至浓稠，加盐调味，出锅装碗，撒上葱花即可。

【用法】佐餐食用。

【功效】滋补肝肾，益精明目。适用于肾病患者。

猪腰枸杞粳米粥

【原料】猪腰100克，枸杞、白茅根各20克，粳米200克，葱花、盐各适量。

【制法】猪腰洗净，去腰臊，切花刀。白茅根洗净，切段。枸杞洗净。粳米淘净，泡好。锅入适量水，下入粳米，旺火煮沸，下入白茅根、枸杞中火熬煮，待米粒开花，放入猪腰，转小火，待猪腰熟透，加入盐调味，撒上葱花即可。

【用法】早晚食用。

【功效】滋补肝肾，益精明目。适用于肾病患者。

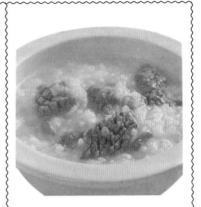

鲳鱼豆腐粥

【原料】粳米100克，鲳鱼200克，豆腐50克，盐、香菜叶、葱花、姜丝、香油各适量。

【制法】粳米洗净，用清水浸泡。鲳鱼处理干净后切小块，用料酒腌渍。豆腐洗净，切小块。锅置火上，倒入清水，放入粳米煮至五成熟。放入鲳鱼肉、姜丝煮至米粒开花，加豆腐、盐、香油调匀，撒香菜叶、葱花即可。

【用法】早晚食用。

【功效】益气养血，补肾益精，滑利关节，柔筋利骨。适用于肾病患者。

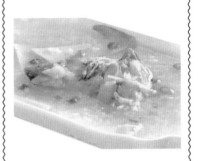

鲫鱼藕粉粥

【原料】鲫鱼250克，粳米100克，藕粉80克，葱白段、生姜片、盐、料酒、香油各适量。

【制法】粳米淘洗干净，备用。将鲫鱼去鳞及内脏，洗净，切成小块，放入锅中，加适量水、葱白、生姜、料酒、盐，用旺火煮沸，转用小火煮烂。用汤筛过滤取汁，加入粳米和适量水，煮至粳米开花时加入用温水调好的藕粉搅匀，调入香油，出锅装盘即可。

【用法】早晚食用。

【功效】养肝健肾，强身补钙。适用于肾病患者。

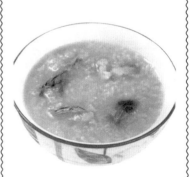

第三节　菜肴饮食方

菜肴是以蔬菜、肉类、禽蛋类以及海味水产品等为主要原料，再配以一定比例的药物，经烹调（炒、爆、熘、烧、焖、烩、炖、熬、蒸、煮、扒、煨等）而制成的。

韭菜拌羊肝

【原料】韭菜 150 克，熟羊肝 120 克，姜丝、盐、料酒各适量。

【制法】韭菜洗净，切成长段，放入开水中焯烫。熟羊肝洗净，切成薄片备用。将料酒、姜丝、羊肝片和韭菜段加入适量盐调味，拌匀，装盘即可。

【用法】佐餐食用。

【功效】化痰消咳，补肾益脾。适用于肾病患者。

肉末鲜豌豆

【原料】五花肉 300 克，豌豆粒 200 克，胡椒粉、淀粉、高汤、食用植物油、糖、盐各适量。

【制法】五花肉洗净，剁成细粒。豌豆粒洗净，捞出沥水。锅入食用植物油烧热，下入五花肉粒炒散至断生，再放入豌豆粒煸炒 1 分钟，加入高汤、胡椒粉、盐，煮约 5 分钟，再加入糖，用淀粉勾成稀芡汁，起锅盛入汤碗中即可。

【用法】佐餐食用。

【功效】补中益气，解毒养肾。适用于肾病患者。

西芹百合

【原料】鲜百合 100 克，西芹 100 克，圣女果 75 克，盐、湿淀粉、高汤、食用植物油各适量。

【制法】将鲜百合拆散，西芹摘洗净切菱形，圣女果洗净切厚片。将西芹、百合、圣女果放入沸水锅中烫至断生，倒出沥干水分。炒锅注油烧热，放入西芹块、百合片、圣女果略炒，添入高汤烧开，加盐、调味，用湿淀粉勾琉璃芡，翻炒均匀即可。

【用法】佐餐食用。

【功效】补肾固齿，润肺止咳，健脑降压。适用于肾病患者。

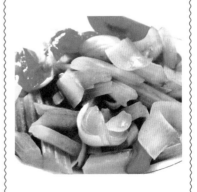

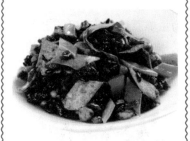

什锦锅巴

【原料】黑米饭 200 克，青尖椒、红尖椒各 30 克，锅巴 50 克，小油菜 20 克，食用植物油、盐各适量。

【制法】青尖椒、红尖椒洗净去籽，切小菱形片。小油菜洗净。锅巴放入热食用植物油锅中炸至金黄色，捞出，备用。锅中留油烧热，放入青尖椒片、红尖椒片、小油菜翻炒，倒入熟黑米饭，加盐调味，炒匀后倒入炸好的锅巴，炒匀出锅即可。

【用法】佐餐食用。

【功效】清理肠胃，排毒养肾。适用于肾病患者。

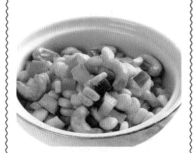

腰果玉米

【原料】鲜玉米粒 300 克，腰果、黄瓜、胡萝卜各 50 克，食用植物油、糖、姜末、盐各适量。

【制法】玉米粒洗净，煮熟。黄瓜、胡萝卜洗净切丁。锅入油烧热，放入腰果炸一下，捞出，控油。另起锅入油烧热，放入姜末爆香。先放入胡萝卜丁炒至八成熟，再放入玉米粒、腰果、黄瓜丁翻炒。最后用盐、糖调味，翻匀出锅，装盘即可。

【用法】佐餐食用。

【功效】美容养颜，补肾壮阳。适用于肾病患者。

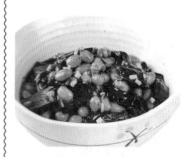

茄子焖黄豆

【原料】茄子 200 克，黄豆 60 克，香菜 8 克，盐、香油、酱油、花椒各适量。

【制法】茄子洗净，切块。香菜洗净，切末。黄豆泡 1 天，捞出，洗净。净砂锅置火上烧热，旺火煮至水将开，倒入黄豆煮沸后改小火煮熟。锅中加适量酱油和盐调味，倒入茄块焖至入味，撒上香菜末，淋上香油，即可出锅。

【用法】佐餐食用。

【功效】健肾润肤，补中益气。适用于肾病患者。

板栗烧菜心

【原料】菜心350克，板栗肉250克，盐、胡椒粉、淀粉、香油、食用植物油各适量。

【制法】将板栗肉洗净，切薄片。炒锅注油烧至五成热，放入板栗炸透，呈金黄色时捞出沥油，盛入盘内，上笼蒸10分钟。炒锅注油烧至八成热，放入菜心，加盐煸炒片刻，投入板栗，慢火烧透入味，用湿淀粉勾芡，淋入香油，撒上胡椒粉，装盘即成。

【用法】佐餐食用。

【功效】养胃健脾，补肾强筋。适用于肾病患者。

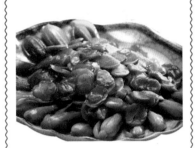

西红柿炒冬瓜

【原料】西红柿100克，冬瓜260克，蒜末、葱花、盐少许，食用植物油适量。

【制法】将冬瓜洗净去皮切成片；西红柿洗净切成小块。锅中注水烧开，倒入切好的冬瓜，搅匀，煮半分钟，至其断生捞出，沥干水分，备用。用油起锅，放入蒜末炒香，倒入西红柿，炒匀；放入冬瓜，炒匀；加入盐，炒匀，倒入少淀粉，炒匀盛出，撒上葱花即可。

【用法】佐餐食用。

【功效】健胃消食，健肾利尿。适用于肾病患者。

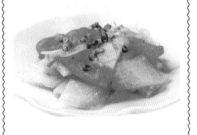

糖醋西瓜翠衣

【原料】西瓜皮300克，枸杞子、蒜末、盐少许，糖4克，醋4毫升，香油2毫升。

【制法】将去除硬皮的西瓜皮切成丝。把切好的西瓜皮装入碗中，放入蒜末，加入盐、糖、醋，搅拌均匀，倒入香油，拌匀调味。将拌好的食材盛出，装入盘中，放上枸杞装饰即可。

【用法】佐餐食用。

【功效】开胃消食，养肾明目。适用于肾病患者。

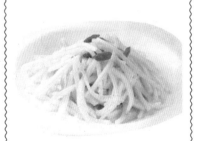

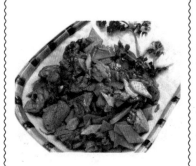

魔芋烧鸡块

【原料】净嫩鸡1只（约750克），雪魔芋150克，丝瓜100克，姜片、盐、胡椒粉、清汤、酱油、料酒、食用植物油各适量。

【制法】将鸡洗净斩成块，放入开水锅中余一下捞出，加料酒、盐腌渍；丝瓜去皮洗净切片，雪魔芋洗净切片。炒锅注油烧至六成热，放入鸡块煸炒片刻，再放入雪魔芋片炒透，加入清汤、酱油、姜片、盐、胡椒粉、丝瓜片，小火烧至鸡块熟烂、魔芋入味，滴入香油即成。

【用法】佐餐食用。

【功效】补益五脏，健肾润肤。适用于肾病患者。

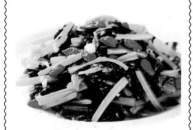

枸杞拌菠菜

【原料】菠菜230克，枸杞20克，蒜末少许，盐少许，蚝油10克，香油3毫升，食用植物油适量。

【制法】将择洗干净的菠菜去根部，切段，放入碗中，备用。锅中注水烧开，倒入食用植物油、枸杞，焯煮片刻，捞出待用；把菠菜倒入沸水锅中，搅拌匀，煮1分钟，至食材断生，捞出备用。把焯好的菠菜倒入碗中，放入蒜末、枸杞、盐、蚝油、香油，搅拌至食材入味盛出即可。

【用法】佐餐食用。

【功效】养肾明目，清热解毒。适用于肾病患者。

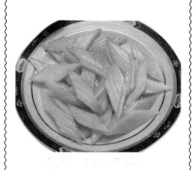

醋熘白菜

【原料】嫩白菜心500克，葱姜蒜末、盐、淀粉、料酒、醋、酱油、花椒油、食用植物油各适量。

【制法】将白菜洗净，切去菜头，一剖为二，切成长5厘米、宽2厘米的菱形块。炒锅注油烧至七成热，放入白菜翻炒，边炒边添少许汤（以免炒煳），待炒透时将菜拨至一边，再注入少许食用植物油，下入葱姜蒜末炝锅，放入醋、酱油、盐、料酒，同白菜炒匀，用湿淀粉勾芡，淋上花椒油，翻匀即成。

【用法】佐餐食用。

【功效】健肾利尿，养胃生津，清热解毒。适用于肾病患者。

小白菜炒黄豆芽

【原料】小白菜 120 克，黄豆芽 70 克，红椒 25 克，蒜末、葱段各少许，盐少许，水淀粉、食用植物油各适量。

【制法】将小白菜洗净切成段；红椒切开，去籽，切成丝。用油起锅，放入蒜末爆香，倒入黄豆芽，拌炒匀，放入小白菜、红椒，炒匀，加入盐，炒匀，放入葱段、水淀粉，拌炒均匀，炒出葱香味即可。

【用法】佐餐食用。

【功效】健肾解毒，通利肠胃。适用于肾病患者。

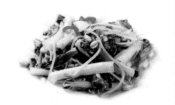

清蒸冬瓜生鱼片

【原料】冬瓜 400 克，生鱼 300 克，姜片、葱花各少许，盐少许，胡椒粉少许，生粉 10 克，香油 2 毫升，蒸鱼豉油适量。

【制法】将冬瓜洗净去皮切成片；生鱼肉洗净去骨，切成片；装入碗中，加入盐，放入姜片，放入适量胡椒粉、生粉、香油，拌匀。把鱼片摆入碗底，放上冬瓜片、姜片，将碗放入烧开的蒸锅中，用中火蒸 15 分钟至食材熟透取出倒扣入盘里。揭开碗，撒上葱花，浇入少许蒸鱼豉油即成。

【用法】佐餐食用。

【功效】滋阴清热，降压利尿，补肾养肾。适用于肾病患者。

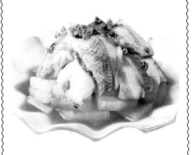

菜心素什锦

【原料】青菜心 200 克，金针菇、鲜芦笋各 150 克，盐、糖、淀粉、高汤、香油、食用植物油各适量。

【制法】将金针菇去蒂，鲜芦笋切段，青菜心洗净。炒锅注油烧热，放入青菜心煸炒，加盐调味，炒至碧绿色盛出。炒锅注油烧热，放入金针菇、鲜芦笋和玉米笋炒片刻，加入盐、糖及少许高汤，烧开入味，用湿淀粉勾薄芡，淋上香油，盛于盘中，用炒好的菜心围边即可。

【用法】佐餐食用。

【功效】补肾养胃，通利五脏。适用于肾病患者。

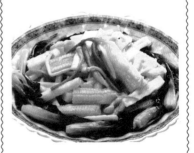

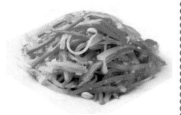

凉拌莴笋

【原料】莴笋100克，胡萝卜90克，黄豆芽90克，蒜末少许，盐少许，糖2克，生抽4毫升，醋7毫升，香油、食用植物油各适量。

【制法】将胡萝卜、莴笋分别洗净去皮切丝。锅中注水烧开，加入盐、食用植物油、胡萝卜丝、莴笋丝，搅拌匀，煮约1分钟，放入黄豆芽，搅拌片刻，煮约半分钟至食材熟透后捞出待用。将焯煮好的食材装入碗中，放入蒜末、盐、糖、生抽、醋、香油，搅拌至食材入味，盘子中盛入拌好的菜肴，摆好盘即成。

【用法】佐餐食用。

【功效】滋阴强肾，健脾开胃。适用于肾病患者。

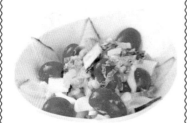

橄榄油蔬菜沙拉

【原料】鲜玉米粒90克，圣女果120克，黄瓜100克，熟鸡蛋1个，生菜50克，沙拉酱10克，糖7克，凉拌醋8毫升，盐少许，橄榄油3毫升。

【制法】将黄瓜洗净切成片；生菜洗净切碎；圣女果洗净对半切开；将熟鸡蛋打开，剥壳，切开鸡蛋，取蛋白切小块。锅中注水烧开，倒入玉米粒，煮半分钟至其断生，捞出待用，取适量黄瓜片围在盘子边沿作装饰。把玉米粒装入碗中，放入圣女果、黄瓜、蛋白、沙拉酱、糖、凉拌醋、盐、橄榄油，搅拌片刻使食材入味盛出，撒上生菜即可。

【用法】佐餐食用。

【功效】滋阴清热，补肾益气。适用于肾病患者。

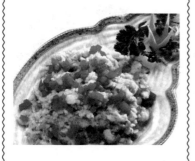

桃仁山药泥

【原料】山药500克，熟米粉75克，油酥核桃仁50克，糖、山楂糕、食用植物油各适量。

【制法】将山药去皮洗净，放入笼中蒸熟，取出碾成泥；油酥核桃仁、山楂糕均切成碎粒。炒锅注油烧至四成热，放入山药泥、米粉翻炒，用小火炒至翻沙吐油，加糖、核桃仁粒炒匀，撒上山楂糕粒，装盘即可。

【用法】佐餐食用。

【功效】补肾润肤。适用于肾病患者。

胡萝卜炒菠菜

【原料】菠菜180克，胡萝卜90克，蒜末少许，盐少许，食用植物油适量。

【制法】将胡萝卜洗净去皮切细丝；菠菜洗净去根部，切成段。锅中注水烧开，放入胡萝卜丝、盐，搅匀，煮约半分钟至食材断生后，捞出沥干水分，待用。用油起锅，放入蒜末，爆香，倒入菠菜，炒至其变软，放入焯好的胡萝卜丝，拌炒均匀，加入适量盐，翻炒均匀，盛出放入碗中即成。

【用法】佐餐食用。

【功效】滋阴健肾，养肝明目。适用于肾病患者。

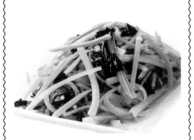

鸭胗炒上海青

【原料】卤鸭胗120克，上海青150克，盐、水淀粉、料酒各少许，食用植物油适量。

【制法】将上海青洗净切开，切小瓣；卤鸭胗切成小块。锅中注水烧开，加入食用植物油、上海青、盐，拌匀，煮至变软，捞出待用。用油起锅，倒入鸭胗，炒匀，淋入料酒，炒香，倒入上海青，用大火快炒，加入盐，淋入水淀粉，炒匀至食材入味，盛出即可。

【用法】佐餐食用。

【功效】清热解毒，滋补肝肾，活血化瘀。适用于肾病患者。

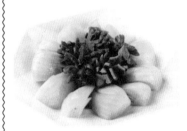

粉蒸豌豆

【原料】嫩豌豆300克，瘦肉丁100克，大米粉100克，葱姜末、花椒、糖、盐、酱油、食用植物油各适量。

【制法】将豌豆洗净，花椒剁碎。炒锅注油烧至五成热，下入瘦肉丁炒香，加入葱姜末、酱油、花椒碎、糖、盐，翻匀，倒入豌豆盆内，再加入大米粉拌匀。盛入碗内，入笼用旺火蒸熟烂，取出扣入盘中即可。

【用法】佐餐食用。

【功效】和中益气，健脾养胃，健肾利尿。适用于肾病患者。

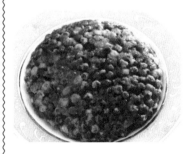

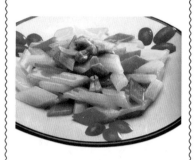

腰果西芹

【原料】西芹 300 克，胡萝卜 150 克，腰果 100 克，盐、糖、淀粉、香油、食用植物油各适量。

【制法】将西芹摘洗净，切菱形块；胡萝卜洗净，切小片。锅内添入适量清水、少许油、盐烧开，分别放入西芹、胡萝卜焯水，捞出沥干水分。炒锅注油烧至四成热，放入腰果炸透炸香，捞出；锅内留少许油烧热，投入西芹、胡萝卜旺火快炒，加盐、糖炒匀，用湿淀粉勾芡，撒入腰果，淋上香油翻炒均匀即可。

【用法】佐餐食用。

【功效】固肾止血，健脾养胃。适用于肾病患者。

素炒三丁

【原料】黄瓜 170 克，胡萝卜 150 克，土豆 200 克，蒜末、葱段各少许，盐少许，水淀粉 5 毫升，食用植物油适量。

【制法】将土豆洗净去皮切成丁；胡萝卜洗净去皮切成丁；黄瓜洗净切成丁。锅中注水烧开，加入盐、食用植物油、胡萝卜、土豆丁，搅拌匀，略煮片刻，再倒入黄瓜，拌匀，煮约半分钟至食材断生，捞出待用。用油起锅，放入蒜末、葱段爆香，倒入焯过水的食材，翻炒匀，加入盐，炒匀，倒入水淀粉勾芡，至食材熟透、入味即成。

【用法】佐餐食用。

【功效】健脾和胃，健肾利尿。适用于肾病患者。

番茄炒山药

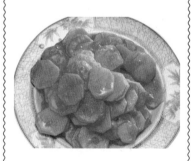

【原料】山药 300 克，番茄 2 个，葱、蒜、盐、淀粉、糖、食用植物油各适量。

【制法】山药去皮切圆形片，放入凉水中泡去黏液，葱、蒜切片。锅中添水烧开，投入番茄略烫，取出去皮，切小丁。随后将山药焯熟捞出。炒锅注油加热，下葱、蒜片炒香，放入番茄丁稍炒，最后放山药片，加盐、糖翻匀。用湿淀粉勾芡即可。

【用法】佐餐食用。

【功效】滋肾益精，白润皮肤。适用于肾病患者。

糖醋山药

【原料】山药 500 克，糖、醋、淀粉、食用植物油各适量。

【制法】将山药洗净，上笼大火蒸烂后取出，去皮，切成 3 厘米长的段，再一剖为二，用刀拍扁。炒锅注油烧至七成热，放入山药，炸至金黄色时捞出。锅内留少许油，放入炸好的山药、糖及适量水，小火烧 5 分钟，转大火，加醋、调味，用湿淀粉勾芡，淋上熟油即可。

【用法】佐餐食用。

【功效】强健机体，滋肾益精。适用于肾病患者。

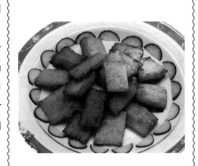

蜜蒸白萝卜

【原料】白萝卜 350 克，枸杞 8 克，蜂蜜 50 克。

【制法】将洗净去皮的白萝卜切成片，备用。取一个干净的蒸盘，放上切好的白萝卜，摆好，再撒上洗净的枸杞，待用。蒸锅上火烧开，放入装有白萝卜的蒸盘，用大火蒸约 5 分钟，至白萝卜熟透取出，趁热浇上蜂蜜即成。

【用法】佐餐食用。

【功效】开胃消食，补肾益气。适用于肾病患者。

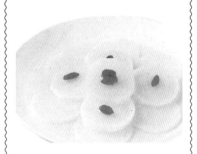

芝麻香菇串

【原料】鲜香菇 500 克，白芝麻、糖、酱油、料酒各适量。

【制法】将香菇洗净去蒂，从中间切开，穿成串。糖、酱油、料酒调成味汁，刷在香菇串上，撒上白芝麻。将香菇串放在烤架上，入烤炉，小火烤熟即成。

【用法】佐餐食用。

【功效】补肾益精，保健美容。适用于肾病患者。

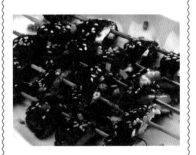

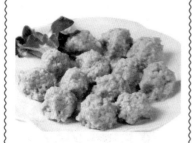

清蒸莲藕丸子

【原料】莲藕 300 克，猪肉泥 100 克，糯米粉 80 克，盐少许，食用植物油适量。

【制法】将洗净去皮的莲藕切成末，备用。将莲藕末装入碗中，放入备好的猪肉泥、盐、糯米粉，搅拌成泥。取一个干净的盘子，淋上食用植物油，用手抹匀，用手将肉泥挤成丸子，装入盘中待用；将丸子放入烧开的蒸锅，蒸 10 分钟至丸子熟透取出即可。

【用法】佐餐食用。

【功效】滋阴养肾，温补脾胃。适用于肾病患者。

彩椒西兰花炒鸡肉

【原料】鸡胸肉 75 克，西兰花 65 克，彩椒 40 克，姜末、蒜末各少许，盐少许，料酒 4 毫升，水淀粉 15 毫升，食用植物油适量。

【制法】将西兰花洗净切成小朵；彩椒洗净切成小块；鸡胸肉洗净切成薄片。鸡肉片加调料腌渍入味；锅中注水烧开，放食用植物油、盐、西兰花、彩椒，拌匀，煮约 1 分钟断生，捞出待用。用油起锅，下入鸡肉片，炒至肉质松散、变色，放入姜末、蒜末、料酒，炒匀，放入焯煮过的食材，炒至全部食材熟软，转小火，放清水、盐，水淀粉炒匀，盛出即成。

【用法】佐餐食用。

【功效】解毒健肾，滋阴补虚。适用于肾病患者。

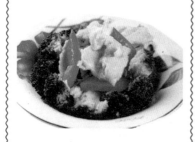

红枣糯米藕

【原料】鲜藕 600 克，糯米、红枣、火腿末、栗子末、红曲米、桂花、蜂蜜、酱油、糖、盐各适量。

【制法】将鲜藕去皮洗净，沥水待用；糯米洗净泡软；红枣去核洗净，切小粒，与火腿末、栗子末、泡好的糯米拌匀，塞入藕孔中。锅中放入红曲米、糖、清水、塞好馅料的藕，煮至藕酥烂取出，切成片放盘中。将红曲米、蜂蜜、桂花、酱油、盐调成汁，浇藕片上即成。

【用法】佐餐食用。

【功效】养胃健脾，补肾强筋。适用于肾病患者。

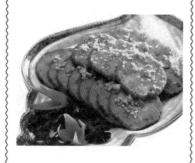

芝麻酱拌油麦菜

【原料】油麦菜 240 克，芝麻酱 35 克，熟芝麻 5 克，枸杞、蒜末各少许，盐少许，食用植物油适量。

【制法】将洗净的油麦菜切成段，装入盘中，待用。锅中注水烧开，加入食用植物油、油麦菜，搅拌匀，煮约 1 分钟至其熟软后捞出待用。将焯煮熟的油麦菜装入碗中，放入蒜末、熟芝麻、芝麻酱搅拌匀，再加入盐，快速搅拌至食材入味盛出，撒上枸杞即成。

【用法】佐餐食用。

【功效】解毒健肾，生津止渴。适用于肾病患者。

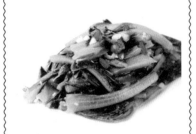

佛手瓜炒鸡蛋

【原料】佛手瓜 100 克，鸡蛋 2 个，葱花少许，盐少许，食用植物油适量。

【制法】将佛手瓜洗净去皮对半切开，去核，再切成片。鸡蛋打入碗中，加入盐，搅匀；锅中注水烧开，放入盐、食用植物油、佛手瓜，搅拌匀，煮 1 分钟至其八成熟，捞出备用。用油起锅，倒入蛋液，炒匀，倒入焯过水的佛手瓜，加入盐、葱花炒匀炒香盛出。

【用法】佐餐食用。

【功效】滋阴补虚，健肾解毒。适用于肾病患者。

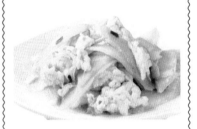

韭菜炒鸭血

【原料】鸭血块 500 克，干辣椒、韭菜、盐、胡椒粉、料酒、香油、食用植物油各适量。

【制法】将鸭血切长方形片，韭菜洗净切段，干辣椒切丝。一锅内添水烧开，下入鸭血片焯透捞出。炒锅注油烧热，投入干辣椒丝、韭菜略炒，烹入料酒，放入鸭血、盐、胡椒粉炒匀，淋入香油即成。

【用法】佐餐食用。

【功效】补血健肾。适用于肾病患者。

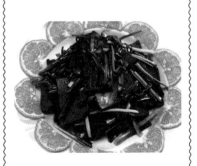

茄汁豆角焖鸡丁

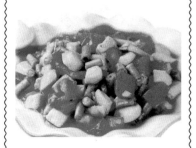

【原料】鸡胸肉 270 克，豆角 180 克，西红柿 50 克，蒜末、葱段各少许，盐少许，糖 3 克，番茄酱 7 克，水淀粉、食用植物油各适量。

【制法】将豆角洗净切成小段；西红柿洗净切成丁；鸡胸肉洗净切成丁。鸡肉丁装入碗中，加入盐、水淀粉、食用植物油，腌渍入味；锅中注水烧开，加食用植物油、盐、豆角，焯煮至断生，捞出备用。用油起锅，倒入鸡肉丁，炒至变色，放入蒜末、葱段炒匀，倒豆角、西红柿丁炒软，加入番茄酱、糖、盐、水淀粉，炒匀至食材入味即可。

【用法】佐餐食用。

【功效】滋阴补虚，健肾解毒。适用于肾病患者。

西瓜翠衣炒鸡蛋

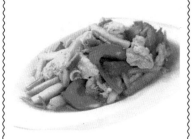

【原料】西瓜皮 400 克，彩椒 70 克，虾米 50 克，蒜末、葱段各少许，盐少许，料酒 8 毫升，水淀粉 4 毫升。

【制法】将去除硬皮的西瓜皮切丁；彩椒切丁。锅中注水烧开，倒入食用植物油、彩椒、西瓜皮，煮半分钟至其断生捞出，沥干水分，待用。用油起锅，倒入蒜末、葱段爆香，放入虾米炒匀，淋入料酒炒匀，加入彩椒、西瓜皮、盐、水淀粉，炒匀即可。

【用法】吃肉喝汤。

【功效】解毒健肾，滋阴补虚。适用于肾病患者。

银耳鹌鹑蛋

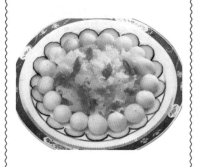

【原料】水发银耳 25 克，鹌鹑蛋 12 个，火腿、盐、湿淀粉、高汤各适量。

【制法】将银耳去杂质洗净，鹌鹑蛋煮熟去蛋壳，火腿切小片。锅内添适量高汤，放入银耳、火腿片、鹌鹑蛋，旺火烧开，改小火烧透，加盐用湿淀粉勾芡，滴入香油。将鹌鹑蛋围在盘边，银耳、火腿倒入盘中即成。

【用法】佐餐食用。

【功效】益气健肾，养颜美容。适用于肾病患者。

芝麻酱拌茼蒿

【原料】茼蒿 180 克，彩椒 45 克，芝麻酱 15 克，盐、食用植物油各适量。

【制法】将彩椒洗净切成丝，备用。锅中注水烧开，放入适量食用植物油，倒入切好的彩椒，放入洗净的茼蒿，煮半分钟捞出，沥干水分，备用。将焯过水的茼蒿和彩椒装入碗中，放入芝麻酱、盐，拌匀至其入味即可。

【用法】佐餐食用。

【功效】平补肝肾，解毒健肾。适用于肾病患者。

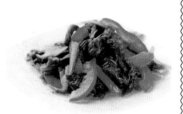

椒丝炒苋菜

【原料】苋菜 150 克，彩椒 40 克，蒜末少许，盐少许，水淀粉、食用植物油各适量。

【制法】将彩椒洗净切成丝，装入盘中，备用。用油起锅，放入蒜末爆香，倒入择洗净的苋菜，翻炒至其熟软，放入彩椒丝翻炒均匀，加入盐，炒匀调味，倒入水淀粉勾芡。将炒好的菜盛出，装入盘中即可。

【用法】佐餐食用。

【功效】清热健肾，凉血止血。适用于肾病患者。

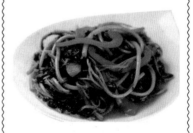

烧仔鸡

【原料】净嫩鸡 1 只，葱花、糖、淀粉、料酒、酱油、香油、食用植物油各适量。

【制法】将鸡去头和爪，剁成块。炒锅注油烧至七成热，下入葱花炒香，放入鸡块煸炒至鸡皮收缩，加入料酒、酱油、糖、少许清水，小火焖 20 分钟，转旺火收浓汤汁，用湿淀粉勾芡，撒上葱花、淋上香油即成。

【用法】佐餐食用。

【功效】补中益气，强肾健腰。适用于肾病患者。

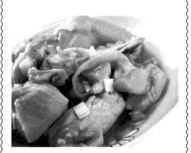

菜心炒鱼片

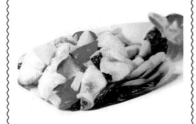

【原料】菜心 200 克，生鱼肉 150 克，彩椒 40 克，红椒 20 克，姜片、葱段、盐各少许，料酒 5 毫升，水淀粉、食用植物油各适量。

【制法】将洗净的菜心切去根部和多余叶子，备用；红椒和彩椒洗净切小块；生鱼肉洗净切片，装碗中加盐、水淀粉、食用植物油，腌渍。菜心焯水捞出；生鱼片滑油至变色后捞出，沥干油待用。锅底留油，放姜片、葱段、红椒、彩椒爆香，放生鱼片、料酒、盐、水淀粉翻炒入味；盘中摆放菜心，盛出鱼肉片即成。

【用法】饮汤连渣服食。

【功效】清热养肾，补血顺气。适用于肾病患者。

榛果羊排

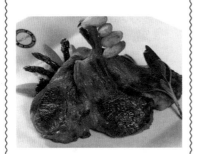

【原料】羊排 350 克，小土豆 100 克，榛果 50 克，葱头碎、蒜末、迷迭香、香草枝、盐、胡椒粉、牛肉汁、橄榄油、食用植物油各适量。

【制法】羊排洗净剁块，用蒜末、迷迭香及橄榄油腌渍一夜；土豆洗净。羊排加盐、胡椒粉抹匀调味，用平底锅中火煎 15 分钟至熟装盘。平底锅注油烧热，下葱头碎、蒜末、迷迭香炒香，倒入牛肉汁，中火煮 10 分钟，加盐、胡椒调味制成味汁，淋在羊排上；土豆用香草枝串起，放入平底锅煎香后，撒上榛果即可。

【用法】佐餐食用。

【功效】健肾壮阳，补虚温中。适用于肾病患者。

银芽炒鸡丝

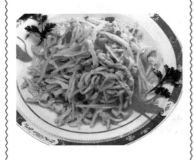

【原料】绿豆芽 250 克，鸡脯肉 150 克，蛋清 1 个，枸杞子、葱花、盐、淀粉、醋、食用植物油各适量。

【制法】将鸡脯肉切成丝，放入碗内，加蛋清、淀粉挂浆待用；枸杞子用温水泡好，绿豆芽洗净。炒锅注油烧热，放入鸡丝滑透，捞出控油。炒锅留少许油烧至五成热，放入豆芽和枸杞子稍炒，加入盐、醋、葱花，随即倒入鸡丝，翻炒均匀，滴入香油即成。

【用法】佐餐食用。

【功效】解毒健肾，健美肌肤。适用于肾病患者。

丝瓜炒山药

【原料】丝瓜 120 克，山药 100 克，枸杞 10 克，蒜末、葱段各少许，盐少许，水淀粉 5 毫升，食用植物油适量。

【制法】将丝瓜洗净去皮切小块；山药洗净去皮切片。锅中注水烧开，加入食用植物油、盐、山药片，搅匀，撒上枸杞，略煮片刻，倒入丝瓜，搅拌匀，煮约半分钟至食材断生后捞出待用。用油起锅，放入蒜末、葱段爆香，倒入焯过水的食材炒匀，加入盐、水淀粉，炒匀至食材熟透即成。

【用法】佐餐食用。

【功效】补肾益气，利水消肿。适用于肾病患者。

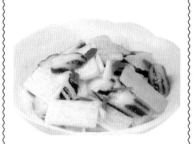

醋拌莴笋萝卜丝

【原料】莴笋 140 克，白萝卜 200 克，蒜末、葱花各少许，盐少许，醋 5 毫升，食用植物油适量。

【制法】将白萝卜切丝；莴笋洗净去皮切细丝。锅中注入适量清水烧开，放入盐、食用植物油、白萝卜丝、莴笋丝，搅匀，再煮约 1 分钟至食材熟软后捞出待用。将焯煮好的食材放在碗中，放上蒜末、葱花、盐、醋，搅拌至食材入味，盘子中放入拌好的食材，摆好即成。

【用法】开胃小菜。

【功效】解毒健肾，利尿降压。适用于肾病患者。

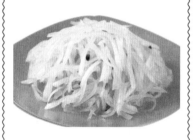

翡翠鲜菇鸭掌

【原料】鲜鸭掌 200 克，鲜菇、油菜、竹笋、葱段、姜片、盐、胡椒粉、淀粉、料酒、高汤、香油、食用植物油各适量。

【制法】将鸭掌焯过，去掉老皮，加入料酒、高汤，入笼蒸熟。鲜菇洗净改刀；油菜洗净焯水，围盘边装饰。炒锅注油烧热，下葱段、姜片爆香，添入高汤，捞出葱姜，放入鸭掌、鲜菇、竹笋，加盐、料酒、胡椒粉烧熟，再加调味，用湿淀粉勾芡，滴入香油即成。

【用法】佐餐食用。

【功效】健肾养胃，清肺解热。适用于肾病患者。

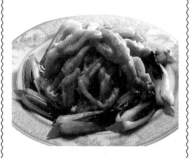

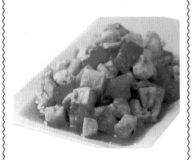

茄汁莲藕炒鸡丁

【原料】西红柿 100 克，莲藕 130 克，鸡胸肉 200 克，蒜末、葱段各少许，盐少许，水淀粉 4 毫升，醋 8 毫升，番茄酱 10 克，糖 10 克。料酒、食用植物油各适量。

【制法】将莲藕去皮切成丁；西红柿洗净切成小块；鸡胸肉洗净切丁。将鸡肉丁装入碗中，加入盐、水淀粉，搅拌匀，倒入食用植物油，腌渍 10 分钟。锅中注水烧开，加入盐、醋、藕丁搅匀，煮 1 分钟，捞出待用。用油起锅，放入蒜末、葱段爆香，倒入鸡肉丁、料酒、西红柿、莲藕、番茄酱、盐、糖炒匀即可。

【用法】佐餐食用。

【功效】滋阴健肾，清热消肿。适用于肾病患者。

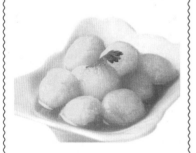

果味冬瓜

【原料】冬瓜 600 克，橙汁 50 克，蜂蜜 15 克。

【制法】将去皮洗净的冬瓜去除瓜瓤，掏取果肉，制成冬瓜丸子，装入盘中待用。锅中注入适量清水烧开，倒入冬瓜丸子，搅拌匀用中火煮约 2 分钟，至其断生后捞出。用干毛巾吸干冬瓜丸子表面的水分，放入碗中，倒入备好的橙汁、蜂蜜，搅拌匀，静置约 2 小时，至其入味，盘子中盛入制作好的菜肴，摆好盘即成。

【用法】佐餐食用。

【功效】生津止渴，利尿消肿。适用于肾病患者。

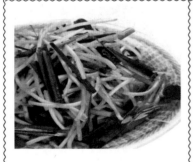

韭菜拌银芽

【原料】韭菜 300 克，绿豆芽 200 克，花椒油、盐各适量。

【制法】将韭菜洗净切段，绿豆芽洗净后烫一下装盘。加盐、花椒油拌匀即可。

【用法】佐餐食用。

【功效】补肾壮阳。适用于肾病患者。

黄豆芽炒莴笋

【原料】黄豆芽 90 克，莴笋 160 克，彩椒 50 克，蒜末、葱段各少许，盐少许，料酒 10 毫升，水淀粉 4 毫升，食用植物油适量。

【制法】将莴笋洗净去皮切成丝；彩椒洗净切丝备用。锅中注水烧开，加入盐、莴笋丝、食用植物油、彩椒丝，略煮片刻，捞出待用。锅中注油烧热，放入蒜末、葱段爆香。倒入黄豆芽炒匀，淋入料酒炒匀，放入莴笋和彩椒，翻炒片刻，加入盐、水淀粉，炒匀即可。

【用法】佐餐食用。

【功效】清热解毒。适用于肾病患者。

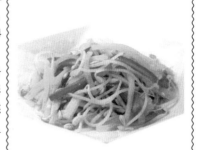

菠菜拌金针菇

【原料】菠菜 200 克，金针菇 180 克，彩椒 50 克，蒜末少许，盐少许，醋 8 毫升，香油、食用植物油各适量。

【制法】将金针菇洗净切去根部；菠菜洗净切去根部，切段；彩椒洗净切粗丝。锅中注水烧开，加入食用植物油、盐、菠菜，略加搅拌，煮约 1 分钟至食材熟软后，捞出待用；倒入金针菇、彩椒丝，搅拌匀，煮约半分钟至食材熟软后捞出，沥干水分，待用。取一个干净的碗，倒入菠菜、金针菇、彩椒丝、蒜末、盐、醋、香油，搅拌片刻至食材入味即成。

【用法】佐餐食用。

【功效】清热解毒，滋补肝肾。适用于肾病患者。

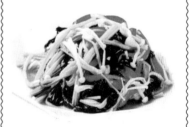

胡萝卜炒羊肉

【原料】胡萝卜 200 克，羊肉 150 克，葱花、姜末、花椒、盐、湿淀粉、食用植物油各适量。

【制法】将羊肉洗净切丁，胡萝卜洗净切丁。炒锅注油烧热，下入花椒炸焦后捞出。随即放入羊肉丁煸炒至变色，再放入胡萝卜丁稍加煸炒，加入葱花、姜末翻炒出香味，再加盐、调味炒匀，用湿淀粉勾芡，出锅即成。

【用法】佐餐食用，不可食过饱。

【功效】温肾壮阳，增强免疫力。适用于肾病患者。

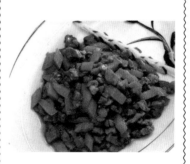

碧绿生鱼卷

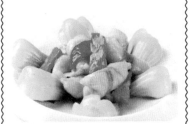

【原料】火腿 45 克，胡萝卜 40 克，水发香菇 30 克，生鱼肉 180 克，上海青 100 克，胡萝卜片、红椒片、姜片、葱段各少许，盐少许，料酒、生粉、水淀粉、食用植物油各适量。

【制法】将去皮胡萝卜、火腿、香菇洗净切粗丝；生鱼肉洗净去鱼骨切片，加盐、水淀粉腌渍；上海青洗净对半切开；胡萝卜、香菇、上海青焯水捞出待用。生鱼片制成生鱼卷生坯，入油锅炸熟后捞出待用。锅底留油，放配料、调料，制成稠汁，放入生鱼卷使鱼卷裹上稠汁，盘中摆上海青，盛出食材即成。

【用法】佐餐食用。

【功效】养肝明目，补肾益气。适用于肾病患者。

茼蒿炒豆腐

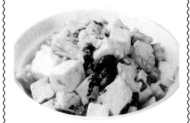

【原料】鸡蛋 2 个，豆腐 200 克，茼蒿 100 克，蒜末少许，盐少许，水淀粉 9 毫升，生抽 10 毫升，食用植物油适量。

【制法】将鸡蛋打入碗中，加入盐、水淀粉，打散、调匀。豆腐洗净切成小方块。茼蒿洗净切成段。锅中注水烧开，加盐、豆腐，煮至沸，捞出。用油起锅，倒入蛋液，炒至熟，盛出待用。锅中注油烧热，放入蒜末、茼蒿，炒熟，放入豆腐、鸡蛋、生抽，炒匀，放盐、清水、水淀粉炒匀，盛出即可。

【用法】佐餐分多次食用。

【功效】补中益气，平补肝肾。适用于肾病患者。

松仁火腿豆腐

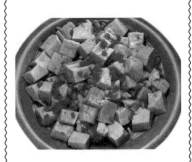

【原料】嫩豆腐 500 克，火腿末 250 克，松仁 50 克，盐、糖、料酒、高汤、食用植物油各适量。

【制法】将嫩豆腐切成丁，放入开水锅中余一下捞出。炒锅注油烧至五成热，放入糖炒至微红，加入高汤、嫩豆腐、松仁、火腿末、盐、料酒，用慢火烧至汤汁浓厚，撒入调料，滴入香油即成。

【用法】佐餐食用。

【功效】利五脏，补气血，健肾润肤。适用于肾病患者。

芝麻拌芋头

【原料】芋头 300 克，熟白芝麻 25 克，糖 7 克，老抽 1 毫升。

【制法】将洗净去皮的芋头切小块待用。蒸锅上火烧开，放入蒸盘，用中火蒸约 20 分钟，至芋头熟软取出待用。取一个大碗，倒入切好的芋头，加入适量糖、老抽拌匀，压成泥状，撒上白芝麻，搅拌匀，至糖完全溶化即可。

【用法】佐餐食用。

【功效】补益肝肾，润肠通便。适用于肾病患者。

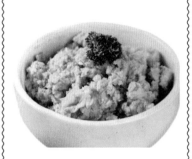

丝瓜马蹄炒木耳

【原料】丝瓜 100 克，马蹄肉 90 克，彩椒 50 克，水发木耳 40 克，蒜末、葱段各少许，盐少许，蚝油 6 克，水淀粉、食用植物油各适量。

【制法】将马蹄肉洗净切成片。木耳、丝瓜、彩椒洗净切小块。锅中注水烧开，加盐，略煮片刻，倒入木耳、食用植物油，拌匀，煮约半分钟，倒入丝瓜块、彩椒块、马蹄片，拌匀煮约半分钟，至食材断生后捞出待用。用油起锅，放入蒜末、葱段爆香，倒入焯过水的食材炒匀，加入蚝油炒匀。放入盐、水淀粉，翻炒至食材熟透即成。

【用法】佐餐食用。

【功效】利水通便，滋阴凉血。适用于肾病患者。

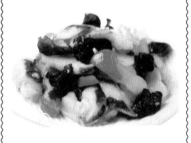

糯香大肠

【原料】猪大肠 250 克，糯米、黑芝麻各 150 克，盐、糖、醋各适量。

【制法】将猪大肠洗净，黑芝麻淘洗净；糯米洗净，放入开水盆中浸 3 小时，捞出沥水待用。糯米中加入黑芝麻、盐、糖、醋拌匀。将拌匀入味的糯米、黑芝麻放入猪大肠内，两端扎紧，在大肠上刺一些小孔，入笼蒸 1 小时取出，切厚片，盛盘即可。

【用法】佐餐食用，亦可作为主食。

【功效】补肾益气，改善血压。适用于肾病患者。

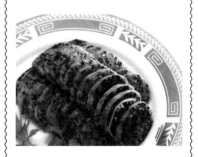

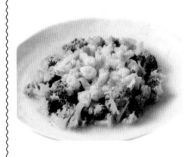

虾仁西兰花

【原料】西兰花 230 克，虾仁 6 克，盐、水淀粉各少许，食用植物油适量。

【制法】锅中注入适量清水烧开，加入少许食用植物油、盐、西兰花，拌匀，煮 1 分钟至其断生，捞出待用。将放凉的西兰花切掉根部，取菜花部分，洗净的虾仁切成小段，装入碗中，加少许盐、水淀粉，拌匀，腌渍 10 分钟，备用。炒锅注油烧热，放入清水、盐、虾仁，拌匀，煮至虾身卷起并呈现淡红色，盘子中摆上西兰花，盛入锅中的虾仁即可。

【用法】佐餐食用。

【功效】补肾益气，润肺止咳。适用于肾病患者。

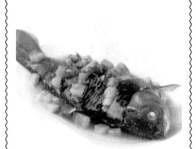

山药蒸鲫鱼

【原料】鲫鱼 400 克，山药 80 克，葱条 30 克，姜片 20 克，葱花、枸杞各少许，盐少许，料酒 8 毫升。

【制法】将山药洗净去皮切粒，宰杀处理干净的鲫鱼两面切上一字花刀。将鲫鱼装入碗中，放入姜片、葱条、料酒、盐，拌匀调味，静置腌渍 15 分钟。将鲫鱼装入盘中，放入山药粒、姜片，把山药鲫鱼放入烧开的蒸锅，大火蒸 10 分钟蒸至熟取出，夹去姜丝，撒上葱花和枸杞即可。

【用法】佐餐食用。

【功效】补肾益气，利水消肿，健脾养胃。适用于肾病患者。

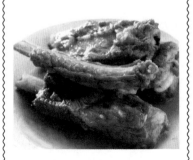

香卤骨

【原料】猪长肋骨 4 根，红曲米 50 克，八角、桂皮、葱姜片、排骨酱、蚝油、糖、鲜露、料酒、食用植物油各适量。

【制法】将猪肋骨斩段洗净，放入沸水锅中焯出。炒锅注油烧热，下入八角、桂皮、葱姜片炒香，放入肋骨，加排骨酱、蚝油煸炒片刻。加入红曲米、糖、鲜露、料酒及适量清水，旺火烧开，慢火烧至骨酥、肉烂汁浓即可。

【用法】佐餐食用。

【功效】润肠生津，补肾养胃。适用于肾病患者。

菠菜拌魔芋

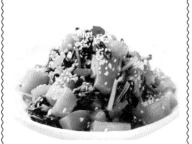

【原料】魔芋 200 克，菠菜 180 克，枸杞 15 克，熟芝麻、蒜末各少许，盐少许，生抽 5 毫升，香油、食用植物油各适量。

【制法】将魔芋洗净、切小方块。菠菜洗净切去根部，切段。锅中注水烧开，加入盐、魔芋块，搅拌片刻，煮约 1 分钟至食材熟软捞出。沸水锅中再注入食用植物油，倒入菠菜搅匀，煮至其断生后捞出待用。取一个干净的碗，倒入魔芋块、菠菜、枸杞、蒜末、生抽、盐、香油，搅拌片刻至食材入味盛出，撒上熟芝麻即成。

【用法】佐餐食用。

【功效】补肾益气，清热解毒。适用于肾病患者。

油麦菜烧豆腐

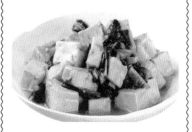

【原料】豆腐 200 克，油麦菜 100 克，蒜末少许，盐少许，生抽 5 毫升，水淀粉、食用植物油各适量。

【制法】将油麦菜洗净切成段。豆腐洗净切成小方块。锅中注水烧开，加入盐、豆腐块，搅匀，煮约半分钟，捞出待用。用油起锅，放入蒜末爆香，倒入油麦菜，炒软，倒入豆腐块，注入清水，收拢食材，煮沸，放入生抽、盐拌匀，用中小火煮约 1 分钟，至食材熟软，大火收汁，倒入水淀粉，翻炒至食材熟透即成。

【用法】佐餐食用。

【功效】解毒健肾，补中益气。适用于肾病患者。

养生四宝

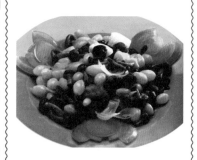

【原料】鲜百合、鲜桂圆肉、珍珠菇、水发白果各150 克，葱末、盐、湿淀粉、香油、食用植物油各适量。

【制法】锅中添水烧开，放入白果、百合、桂圆和珍珠菇焯过。炒锅注油烧热，下入葱末炒香，放入白果、桂圆、百合和珍珠菇翻炒，加盐、调味炒匀，用湿淀粉勾薄芡，滴入香油即可。

【用法】佐餐食用。

【功效】敛肺气，止带浊，解毒健肾。适用于肾病患者。

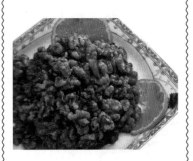

琉璃核桃仁

【原料】净核桃仁 200 克，糖、食用植物油各适量。

【制法】将核桃仁放入温水中稍泡即捞出，沥干水分。炒锅注油烧至六成热，放入核桃仁炸至金黄色，捞出沥去油。炒锅留少许油，放入糖熬至变稠成糖浆，投入核桃仁翻匀，出锅摊散，凉透即可。

【用法】佐餐食用。

【功效】补肾固精，定喘润肠，黑须发。适用于肾病患者。

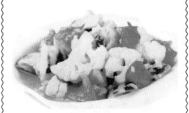

丝瓜烧花菜

【原料】花菜 180 克，丝瓜 120 克，西红柿 100 克，蒜末、葱段各少许，盐少许，料酒 4 毫升，水淀粉 6 毫升，食用植物油适量。

【制法】将丝瓜洗净切成小块。花菜洗净切小朵。西红柿洗净切成小块。锅中注水烧开，加入食用植物油、盐、花菜，拌匀，煮至其断生后捞出待用。用油起锅，放入蒜末、葱段爆香，倒入丝瓜块、西红柿、花菜、料酒炒匀，转小火，放入清水、盐、水淀粉，用中火快速翻炒片刻至食材熟透即成。

【用法】佐餐食用。

【功效】利水消肿，润肠通便，缓解便秘。适用于肾病患者。

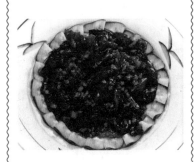

肉末烧海参

【原料】水发海参 300 克，猪肥瘦肉 150 克，葱末、蒜末、糖、湿淀粉、酱油、料酒、葱油各适量。

【制法】将海参洗净，顺体长切大片，下入开水锅中余一下捞出；猪肥瘦肉切末。炒锅注油烧热，下入蒜末、葱末爆香，放入肉末，加料酒、酱油煸炒透，再放入高汤、糖、海参烧透入味，用湿淀粉勾芡，淋上葱油，出锅装盘即成。

【用法】佐餐食用。

【功效】补肾益精，除湿壮阳，养血润燥，通便利尿。适用于肾病患者。

肉末鱼香茄条

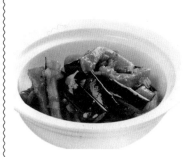

【原料】猪肉 200 克，茄子 300 克，葱花、姜末、蒜末、香菜末、豆瓣酱、高汤、水淀粉、生抽、糖、盐各适量。

【制法】猪肉洗净，剁粒。茄子洗净，切成条，锅入油烧热，放入茄条翻炒至变软，捞出沥油。油锅入猪肉粒炒熟，放入豆瓣酱、葱花、姜末、蒜末爆香，放入高汤、糖、生抽、盐，倒入茄条烧沸，用水淀粉勾芡收汁，撒香菜末即可。

【用法】佐餐食用。

【功效】缓解痛经，消炎健肾。适用于肾病患者。

西红柿炒扁豆

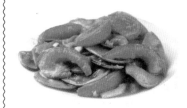

【原料】西红柿 90 克，扁豆 100 克，蒜末、葱段各少许，盐少许，料酒 4 毫升，水淀粉、食用植物油各适量。

【制法】将西红柿切成小块，备用。锅中注水烧开，放入食用植物油、盐、扁豆，搅匀，煮约 1 分钟至食材断生后捞出。沥干水分，待用。用油起锅，放入蒜末、葱段爆香，倒入西红柿，翻炒至其析出汁水，放入扁豆，炒匀，淋入料酒炒匀，注入清水翻匀，转小火，加入盐炒匀，大火收浓汁水，倒入水淀粉，炒匀即成。

【用法】佐餐食用。

【功效】健脾和中，开胃消食，解毒健肾。适用于肾病患者。

糖醋蜇头

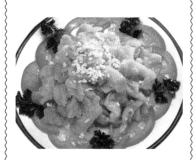

【原料】蜇头片 300 克，姜末、盐、糖、醋、香油各适量。

【制法】将蜇头用清水浸泡 24 小时（中间多次换水）。蜇头片放入开水锅中烫一下，捞出放盘中。炒锅注油烧热，下姜末爆锅，淋醋，撒糖、盐，添适量清水烧开拌匀，倒入碗内凉透，浇在蜇头片上即成。

【用法】佐餐食用。

【功效】软坚散结，化瘀消积，解毒健肾，清热祛痰。适用于肾病患者。

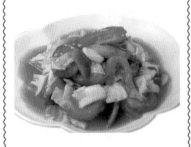

西红柿炒包菜

【原料】西红柿 120 克，包菜 200 克，圆椒 60 克，蒜末、葱段各少许，番茄酱 10 克，盐、糖少许，水淀粉 4 毫升，食用植物油适量。

【制法】将圆椒洗净切成小块，西红柿洗净切瓣，包菜洗净切成小块。锅中注水烧开，倒入食用植物油、盐、包菜搅散，煮至其断生，捞出待用。用油起锅，倒入蒜末、葱段爆香，放入西红柿、圆椒翻炒匀，加入包菜，放入番茄酱、盐、糖炒匀，淋入水淀粉，炒匀即可。

【用法】佐餐食用。

【功效】开胃消食，清热止痛，养肾开胃。适用于肾病患者。

三文鱼金针菇卷

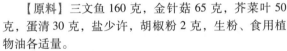

【原料】三文鱼 160 克，金针菇 65 克，芥菜叶 50 克，蛋清 30 克，盐少许，胡椒粉 2 克，生粉、食用植物油各适量。

【制法】将芥菜洗净去根部。处理干净的三文鱼切片装碗，加盐、胡椒粉腌渍入味。锅中注水烧开，放芥菜，煮至断生，加食用植物油、盐略煮捞出。取蛋清，加生粉搅匀，制成蛋液。铺平鱼肉片，抹蛋液，放金针菇，卷成卷，用蛋液封口，制成数个鱼卷生坯，备用。煎锅置于火上，放食用植物油、鱼卷，煎香，翻动鱼卷，煎至熟透盛出，摆放在芥菜上即可。

【用法】佐餐食用。

【功效】健脑益智，健肾强腰。适用于肾病患者。

银耳拌干贝

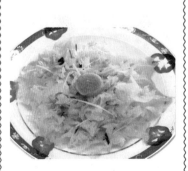

【原料】水发银耳 250 克，黄瓜 100 克，水发干贝 50 克，葱段、姜丝、花椒、盐、食用植物油各适量。

【制法】将水发银耳洗净撕成小片，水发干贝切成丝，黄瓜洗净切成片。将银耳片、干贝丝、黄瓜片放入碗内，加入姜丝、撒盐拌匀。炒锅注油烧热，下入花椒粒、葱段，用慢火炸至暗红色捞出，制成花椒油，淋入碗内，拌匀即成。

【用法】佐餐食用。

【功效】滋阴补肾，化结软坚。适用于肾病患者。

木耳山药丝

【原料】山药 500 克，木耳、葱、姜、糖、盐、醋、香油各适量。

【制法】将山药去皮洗净，切成细丝，用凉水冲一冲；木耳、姜、葱均切成细丝。将山药丝放入沸水锅中焯熟捞出，过凉沥干水分。山药丝中拌入葱、姜、木耳丝、盐，将香油、糖、醋调成汁，浇在山药丝上即可。

【用法】佐餐食用。

【功效】固肾美肤，补脾益肺，强健机体。适用于肾病患者。

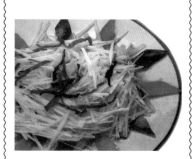

鹿肉炒时蔬

【原料】西芹 60 克，白玉菇 120 克，胡萝卜 175 克，鹿肉 100 克，姜片、蒜末、葱段各少许，盐少许，生抽 6 毫升，料酒 6 毫升，糖 2 克，生粉少许，水淀粉、食用植物油各适量。

【制法】将西芹洗净切段，胡萝卜洗净切片，白玉菇洗净切段，分别焯水。鹿肉洗净切片，放生粉、生抽、盐、水淀粉、食用植物油，拌匀腌渍，滑油至变色。锅底留油烧热，放姜片、蒜末、葱段爆香，倒入焯过水的材料，放入鹿肉，加料酒、生抽、盐、糖、水淀粉翻炒均匀即成。

【用法】佐餐食用。

【功效】补肾益气，和胃润肠。适用于肾病患者。

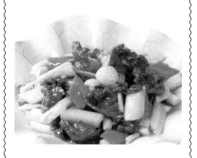

金钩荷兰豆

【原料】荷兰豆 400 克，虾米 50 克，蒜粒、盐、糖、料酒、食用植物油各适量。

【制法】将荷兰豆去两头及边筋，洗净沥水；虾米切成细粒，用料酒浸泡。炒锅注油烧至六成热，下蒜粒爆香，放入虾米翻炒几下，随即加入荷兰豆翻炒，撒入盐、糖、蒜粒，淋料酒，炒至荷兰豆翠绿，出锅装盘即成。

【用法】佐餐食用。

【功效】壮骨健肾，防止骨质疏松。适用于肾病患者。

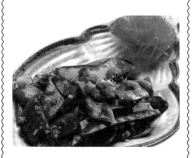

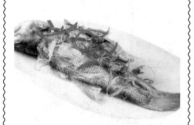

柠香鲈鱼

【原料】鲈鱼 350 克，柠檬 45 克，彩椒 20 克，姜片、葱条各少许，盐少许。

【制法】将柠檬汁挤入碗中待用。将葱切细丝，彩椒洗净后去籽切丝。处理干净的鲈鱼切上花刀，备用。将鲈鱼放入蒸盘中，撒上盐抹匀，姜片、葱条塞入鱼腹中，淋上柠檬汁，腌渍 10 分钟备用。蒸锅上火烧开，放入装鱼的蒸盘，中火蒸 15 分钟至熟，取出鱼腹中的姜片和葱条，点缀上葱丝、彩椒丝即可。

【用法】佐餐食用。

【功效】健脾理气，补中健肾。适用于肾病患者。

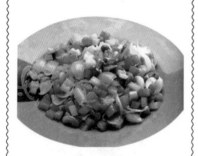

腰果鲜百合

【原料】鲜百合 250 克，西芹 100 克，腰果 75 克，胡萝卜 50 克，姜丝、蒜末、盐、淀粉、食用植物油各适量。

【制法】将鲜百合掰成瓣洗净，西芹、胡萝卜洗净切丁，加少许油、盐，分别放入沸水中略烫，捞出沥干。腰果下热油锅炸至金黄色，取出沥油。炒锅留油烧热，下蒜末、姜丝爆香，放入百合、西芹、胡萝卜翻炒片刻，加盐、调味，用湿淀粉勾芡，投入腰果，翻炒均匀即可。

【用法】佐餐食用。

【功效】壮体健胃，补气健肾。适用于肾病患者。

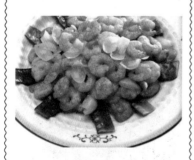

鲜百合炒虾仁

【原料】鲜虾仁 300 克，鲜百合 150 克，荷兰豆 75 克，葱粒、盐、糖、湿淀粉、胡椒粉、生抽、高汤各适量。

【制法】鲜百合剥成瓣洗净，沥干；荷兰豆去筋洗净切两段，焯过冲凉；虾仁洗净，加盐、胡椒粉、湿淀粉拌匀。炒锅注油烧至五成热，将虾仁下锅过油，捞出沥油。炒锅留底油烧热，下葱粒炒香，放入虾仁，烹入料酒，再放入鲜百合，撒盐、糖、胡椒粉，淋生抽，添少许高汤，翻炒片刻，最后放荷兰豆炒匀，出锅盛盘即可。

【用法】佐餐食用。

【功效】补肾阳，壮腰膝。适用于肾病患者。

南瓜香菇炒韭菜

【原料】南瓜 200 克，韭菜 90 克，水发香菇 45 克，盐少许，料酒 4 毫升，水淀粉、食用植物油各适量。

【制法】将韭菜洗净切段。香菇洗净切丝。南瓜洗净去皮切丝。锅中注水烧开，加入盐、香菇丝、南瓜，搅匀，煮约 1 分钟至食材断生后捞出，沥干待用。用油起锅，倒入韭菜段炒匀，倒入南瓜、香菇、料酒炒匀，加入盐、水淀粉，翻炒至食材熟软、入味盛出，装入盘中即成。

【用法】佐餐食用。

【功效】健肾养颜，补中益气。适用于肾病患者。

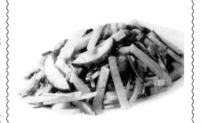

韭菜炒蛤肉

【原料】韭菜 100 克，彩椒 40 克，蛤蜊肉 80 克，盐少许，生抽 3 毫升，食用植物油适量。

【制法】将韭菜洗净切成段；彩椒洗净切条。锅中注入适量食用植物油烧热，倒入彩椒、韭菜、蛤蜊肉、盐、生抽，快速翻炒片刻至食材入味。将炒好的食材盛出，装入盘中即可。

【用法】佐餐食用。

【功效】补肾壮阳，补益脾胃。适用于肾病患者。

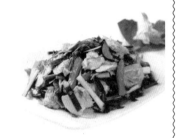

炒青虾

【原料】青虾 300 克，韭菜 100 克，葱段、姜片、盐、糖、醋、料酒各适量。

【制法】将青虾去须去腿后洗净，韭菜择洗净切段。炒锅注油烧至八成热，下入葱段、姜片爆香，放入青虾快速翻炒，炒至虾色变红时，放入韭菜翻炒几下，加入料酒、醋、盐、糖，添少许清水，稍加翻炒，出锅装盘即成。

【用法】佐餐食用。

【功效】壮骨补钙，健肾壮阳。适用于肾病患者。

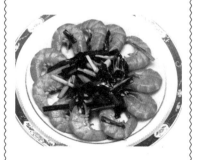

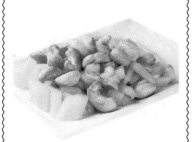

西芹腰果虾仁

【原料】西芹 90 克，虾仁 60 克，胡萝卜 45 克，腰果 35 克，姜片、蒜末、葱、盐各少许，料酒 3 毫升，水淀粉、食用植物油各适量。

【制法】将西芹洗净切小块。虾仁洗净去虾线。胡萝卜洗净切小块。虾仁装碗中，加盐、水淀粉、食用植物油腌渍。将胡萝卜块、西芹用开水焯烫，煮断生捞出。腰果略炸至呈微黄色后捞出。锅底留油，倒入虾仁、料酒、姜片、蒜末、葱段，翻炒至虾身弯曲，倒入其他食材、盐、水淀粉，翻炒片刻盛出，撒腰果即成。

【用法】佐餐食用。

【功效】补肾虚，强筋骨。适用于肾病患者。

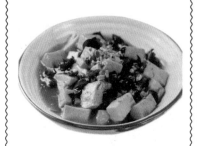

木耳烩豆腐

【原料】豆腐 200 克，木耳 50 克，蒜末、葱花各少许，盐少许，生抽、老抽、料酒、水淀粉、食用植物油各适量。

【制法】豆腐切小方块；木耳切成小块。锅中注水烧开，加盐，分别倒入豆腐块、木耳煮片刻捞出。用油起锅，放入蒜末爆香。加木耳炒匀。淋适量料酒炒香。加少许清水，放适量生抽、盐、老抽，拌匀煮沸。放入豆腐，煮 2 分钟，倒入水淀粉勾芡，撒入葱花即可。

【用法】佐餐食用。

【功效】生津润燥，补肾壮阳。适用于肾病患者。

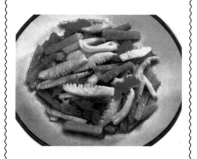

萝卜条炒墨鱼

【原料】墨鱼 1 条，青萝卜、胡萝卜、葱、姜、蒜、盐、淀粉、胡椒粉、玫瑰露酒、香油、食用植物油各适量。

【制法】将青萝卜洗净去皮切条，胡萝卜洗净切小花；葱姜蒜均切片；墨鱼切梳子刀条。将萝卜条、胡萝卜花、墨鱼条下开水锅稍烫捞出；炒锅注油烧至八成热，将上述食材过油。炒锅注油烧热，下入葱姜蒜片爆香，烹玫瑰露酒，添少许汤，放入萝卜条、胡萝卜花、墨鱼条，加盐翻炒片刻，勾芡，淋香油即可。

【用法】佐餐食用。

【功效】滋阴健肾，益胃通气。适用于肾病患者。

葫芦瓜炖豆腐

【原料】葫芦瓜 150 克，豆腐 200 克，胡萝卜 30 克，蒜末、葱花各少许，盐少许，蚝油 10 克，生抽 5 毫升，水淀粉 5 毫升，食用植物油适量。

【制法】将豆腐切块。胡萝卜、葫芦瓜洗净去皮切成粒。锅中注水烧开，加入盐、食用植物油，分别放入葫芦瓜、胡萝卜、豆腐煮片刻，捞出待用。用油起锅，放入蒜末、葫芦瓜、胡萝卜、清水、豆腐、盐、蚝油、生抽，炒匀调味，焖 2 分钟。倒入水淀粉、葱花，翻炒均匀即可。

【用法】佐餐食用。

【功效】利水消肿，止渴除烦，通淋散结。适用于肾病患者。

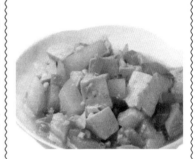

茼蒿香菇炒虾

【原料】茼蒿 180 克，基围虾 100 克，水发香菇 50 克，蒜末、葱段各少许，盐少许，料酒 5 毫升，水淀粉、食用植物油各适量。

【制法】将洗净的香菇切粗丝，洗好的茼蒿切段。洗净的基围虾去除头须，由背部切开，挑去虾线。用油起锅，放入蒜末、葱段爆香，倒入基围虾，翻炒匀，放入香菇丝，翻炒几下，淋入少许料酒，炒香、炒透，再倒入茼蒿，炒至熟软。加入盐，炒匀调味，倒入水淀粉。快速翻炒至食材熟透、入味即成。

【用法】佐餐食用。

【功效】宽中理气，补肝益肾。适用于肾病患者。

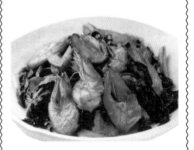

清蒸鲈鱼

【原料】鲈鱼 1 条，葱段、葱丝、姜片、红椒丝、盐、料酒、香油各适量。

【制法】将鲈鱼去鳞、鳃、内脏洗净，在鱼身上斜划数刀，用盐抹匀，放入盘中，放上葱段、姜片，淋入料酒。将鲈鱼上锅蒸 15 分钟，拣去葱段、姜片，撒上红椒丝、葱丝。炒锅注香油烧热，浇在鱼上即可。

【用法】佐餐食用。

【功效】补肝肾，益脾胃，化痰止咳。适用于肾病患者。

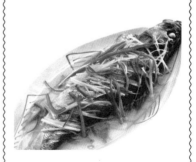

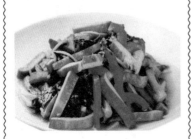

茼蒿炒豆干

【原料】茼蒿 200 克，豆干 180 克，彩椒 50 克，蒜末少许，盐少许，料酒 8 毫升，水淀粉 5 毫升，生抽、食用植物油各适量。

【制法】将豆干切成条，洗净的彩椒切成条，洗好的茼蒿切成段。热锅注油烧热，倒入豆干，滑油片刻，捞出，沥干油，装入碗中，待用。锅底留油，放入蒜末，倒入彩椒，翻炒均匀，放入茼蒿段，翻炒片刻，放入豆干，炒至茼蒿七成熟，加入盐、生抽、料酒、水淀粉，翻炒均匀即可。

【用法】佐餐食用。

【功效】补肾，治尿频。适用于肾病患者。

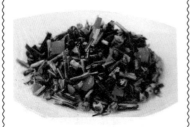

韭菜炒螺肉

【原料】韭菜 120 克，田螺肉 100 克，彩椒 35 克，盐，料酒 5 毫升，水淀粉、食用植物油各适量。

【制法】将洗净的韭菜切成段；洗好的彩椒切颗粒状小丁。用油起锅，倒入洗净的田螺肉，放入彩椒粒，翻炒一会儿，淋入少许料酒，炒匀提味；倒入韭菜，翻炒片刻，至食材断生。加入盐，炒匀调味，倒入水淀粉，快速翻炒至食材熟透、入味即成。

【用法】吃肉喝汤，常吃。

【功效】乌发温肾。适用于肾病患者。

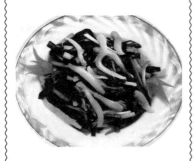

韭菜炒银鱼

【原料】银鱼 300 克，韭菜 150 克，盐、酱油、料酒、食用植物油各适量。

【制法】将银鱼去头尾洗净，沥干水分；韭菜洗净切段。炒锅注油烧至八成热，放入银鱼快炒几下，加入料酒、盐，添适量清水，盖盖烧熟，再放入韭菜段、酱油，稍加翻炒，淋熟油，出锅即成。

【用法】佐餐食用。

【功效】健肾益脾，适用于肾病、高血压患者。适用于肾病患者。

芝麻拌嫩茄

【原料】茄子500克，炒香的黑白芝麻、芝麻酱、芥辣酱、醋、浅色酱油、香油、熟食用植物油各适量。

【制法】将茄子去头尾、去皮洗净，放入盘内，上笼蒸至软烂，取出晾凉，撕成条。把芝麻酱、芥辣酱、醋、浅色酱油、香油调匀，浇在茄子条上，再滴入熟食用植物油拌匀，摆放在盘内，撒上炒香的黑白芝麻即成。

【用法】佐餐食用。

【功效】补肾益肝，养血润燥，乌发美容。适用于肾病患者。

芦笋鲜蘑菇炒肉丝

【原料】芦笋75克，口蘑60克，猪肉300克，蒜末少许，盐少许，料酒5毫升，水淀粉、食用植物油各适量。

【制法】将口蘑切条形；芦笋切条形；猪肉切成细丝，装碗中，加调味料腌渍。锅中倒清水烧开，加少许盐、食用植物油，分别放入口蘑、芦笋，煮至断生捞出；热锅注油烧热，倒入肉丝，滑油至变色，捞出备用。锅底留油烧热，倒入蒜末、焯过水的食材，放入猪肉丝，加入料酒、盐、水淀粉，翻炒入味即可。

【用法】佐餐食用。

【功效】养颜润肤，补肾液，充胃汁。适用于肾病患者。

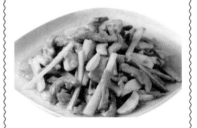

芦笋腰果炒墨鱼

【原料】芦笋80克，腰果30克，墨鱼300克，彩椒50克，姜片、蒜末、葱段各少许，盐少许，料酒8毫升，水淀粉6毫升，食用植物油适量。

【制法】将洗净去皮的芦笋切段；洗好的彩椒切块；处理干净的墨鱼切片，加调味料腌渍片刻。腰果、彩椒、芦笋、墨鱼分别氽水，捞出备用；腰果用小火炸香。锅底留油，放葱姜蒜爆香；倒入墨鱼，淋入料酒炒匀；放入彩椒和芦笋，炒匀；加、盐、水淀粉炒匀，撒上腰果即可。

【用法】佐餐食用。

【功效】益精气，健脑益智。适用于肾病患者。

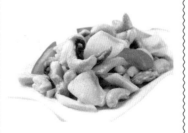

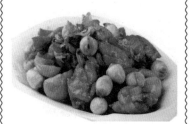

板栗枸杞炒鸡翅

【原料】板栗 120 克，水发莲子 100 克，鸡中翅 200 克，枸杞、姜片、葱段各少许，生抽 7 毫升，糖 6 克，盐少许，料酒 13 毫升，水淀粉、食用植物油各适量。

【制法】将处理干净的鸡中翅斩块，加调味料拌匀，炸至微黄色，捞出待用。锅底留油，放入姜片、鸡中翅，淋入料酒炒香，加入板栗、莲子炒匀。加生抽、盐、糖、水炒匀调味，用小火焖至入味，大火收汁，放入洗净的枸杞，炒匀，淋入水淀粉，翻炒均匀即可。

【用法】佐餐食用。

【功效】滋补健肾，明目养肝。适用于肾病患者。

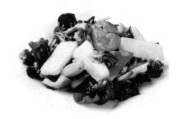

木耳炒山药片

【原料】山药 180 克，水发木耳 40 克，香菜 40 克，彩椒 50 克，姜片、蒜末各少许，盐少许，料酒 10 毫升，蚝油 10 克，水淀粉 5 毫升，食用植物油适量。

【制法】彩椒切块，香菜切段，山药切块，泡发的木耳切块。将木耳、山药、彩椒余水。用油起锅，放姜片、蒜末炒香，倒入焯好的食材翻炒，淋入料酒，加入盐、蚝油、水淀粉，快速翻炒均匀，放入香菜，炒至断生即可。

【用法】佐餐食用。

【功效】润肠健脾，滋阴益精。适用于肾病患者。

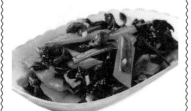

胡萝卜炒木耳

【原料】胡萝卜 100 克，水发木耳 70 克，葱段、蒜末各少许，盐少许，蚝油 10 克，料酒 5 毫升，水淀粉 7 毫升，食用植物油适量。

【制法】将洗净的木耳切成小块，洗净去皮的胡萝卜切成片。锅中注水烧开，加入盐、食用植物油、木耳、胡萝卜片，煮至断生，捞出。用油起锅，放入蒜末、木耳、胡萝卜，淋入少许料酒，炒匀提味，放入适量蚝油，翻炒至食材八成熟，加入盐、水淀粉，炒匀勾芡，撒上葱段，用中火翻炒至食材熟透、入味即成。

【用法】佐餐食用。

【功效】润肠补肾，补气活血。适用于肾病患者。

黑木耳拌海蜇丝

【原料】水发黑木耳40克，水发海蜇120克，胡萝卜80克，西芹80克，香菜20克，蒜末少许，盐少许，糖4克，醋6毫升，香油2毫升，食用植物油适量。

【制法】将洗净去皮的胡萝卜切成丝，洗好的黑木耳切成小块，洗净的西芹切成丝，洗好的香菜切成末，洗净的海蜇切成丝。海蜇丝、胡萝卜、黑木耳、西芹焯水，装碗，放入蒜末、香菜，加入适量糖、盐、醋，淋入少许香油，拌匀即可。

【用法】佐餐食用。

【功效】健肾滋阴，补血活血。适用于肾病患者。

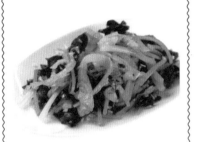

核桃仁炒韭菜

【原料】韭菜200克，核桃仁40克，彩椒30克，盐少许，食用植物油适量。

【制法】将洗净的韭菜切成段，洗好的彩椒切成粗丝。核桃仁焯水，略炸至水分全干，捞出待用。锅底留油烧热，倒入彩椒丝爆香，放入韭菜，翻炒至其断生，加入盐，炒匀调味，再放入核桃仁，快速翻炒至食材入味即成。

【用法】佐餐食用。

【功效】润肠通便，益气养肾。适用于肾病患者。

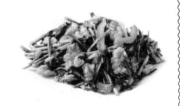

牛肉煲芋头

【原料】牛肉300克，芋头300克，花椒、桂皮、八角、香叶、姜片、蒜末、葱花各少许，盐少许，料酒10毫升，豆瓣酱10克，生抽4毫升，水淀粉10毫升，食用植物油适量。

【制法】将芋头洗净去皮切块。牛肉切成丁，氽水。用油起锅，放入花椒、桂皮、八角、香叶、姜片、蒜末、牛肉丁、料酒、豆瓣酱、生抽、盐炒匀，加水煮沸，小火焖至食材熟软，放芋头，小火焖20分钟，加水淀粉勾芡，盛入砂锅中加热片刻。

【用法】佐餐食用。

【功效】补脾益气，补肾强身。适用于肾病患者。

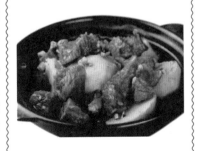

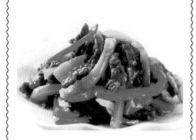

彩椒牛肉丝

【原料】牛肉200克，彩椒90克，青椒40克，姜片、蒜末、葱段各少许，盐少许，糖3克，食粉3克，料酒8毫升，生抽8毫升，水淀粉8毫升，食用植物油适量。

【制法】将彩椒洗净切条，青椒洗净切丝，分别焯水，牛肉洗净切条，加盐、生抽、食粉、水淀粉、食用植物油拌匀，腌渍入味。炒锅注油烧热，放姜葱姜蒜爆香，倒入牛肉，淋入料酒炒匀，放入彩椒、青椒、生抽、盐、糖、水淀粉炒匀即成。

【用法】佐餐食用。

【功效】补肾强身，润肠补肾。适用于肾病患者。

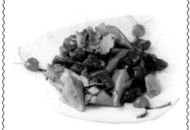

鹿肉烧冬笋

【原料】鹿肉350克，冬笋120克，水发花菇20克，香叶、八角、姜片、蒜末、葱段各少许，盐少许，生抽4毫升，料酒8毫升，老抽2毫升，糖20克，蚝油8克，水淀粉8毫升，食用植物油适量。

【制法】将冬笋洗净去皮切块，发好的花菇切块，清理干净的鹿肉切丁，分别氽水。用油起锅，倒入调料爆香，放鹿肉炒匀，加生抽、料酒、糖、冬笋、花菇、老抽、蚝油、水、盐，炒匀煮沸，盛入砂锅中，烧开后小火炖2小时，淋入水淀粉拌匀。将炖好的食材盛出即成。

【用法】佐餐食用。

【功效】补脾益气，温肾壮阳。适用于肾病患者。

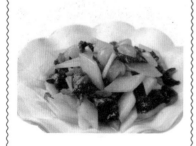

桂圆炒海参

【原料】莴笋200克，水发海参200克，桂圆肉50克，枸杞、姜片、葱段各少许，盐少许，料酒10毫升，生抽5毫升，水淀粉5毫升，食用植物油适量。

【制法】将洗净去皮的莴笋切片，海参和莴笋切好后，氽水待用。用油起锅，放入姜片、葱段爆香，倒入莴笋、海参炒匀，加盐、生抽、水淀粉、桂圆肉，拌炒均匀。盛出即可。

【用法】佐餐食用。

【功效】补血补肾，养血益气。适用于肾病患者。

紫苏烧鲤鱼

【原料】鲤鱼1条，紫苏叶30克，姜片、蒜末、葱段各少许，盐少许，生粉20克，生抽5毫升，水淀粉10毫升，食用植物油适量。

【制法】将洗净的紫苏叶切段，处理好的鲤鱼加盐、生粉腌渍，炸至两面金黄。锅底留油，放姜片、蒜末、葱段爆香。注水加生抽、盐拌匀，放入鲤鱼，煮2分钟至入味，倒入紫苏叶，煮至熟软。把鲤鱼装入盘中，把锅中的汤汁加热，淋入水淀粉勾芡，浇在鱼上即成。

【用法】佐餐食用。

【功效】温阳散寒，养肾滋补。适用于肾病患者。

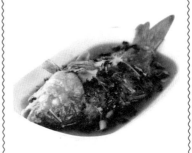

响油鳝丝

【原料】鳝鱼肉300克，红椒丝、姜丝、葱花少许，盐少许，糖2克，胡椒粉少许，蚝油8克，生抽7毫升，料酒10毫升，醋15毫升，生粉、食用植物油各适量。

【制法】将鳝鱼处理干净切丝，放盐、料酒、生粉，拌匀腌渍入味，汆水后滑油至五六成熟，捞出待用。锅留底油烧热，撒上姜丝、鳝鱼丝，淋入料酒、生抽、蚝油、盐、糖、醋，用中火快炒，至食材熟软、入味。关火后盛入盘中，点缀上葱花和红椒丝，撒上胡椒粉，再用热油收尾即成。

【用法】佐餐食用。

【功效】补气养血，补肾强筋。适用于肾病患者。

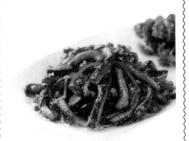

洋葱炒鳝鱼

【原料】鳝鱼200克，洋葱100克，彩椒55克，姜片、蒜末、葱段各少许，盐少许，料酒16毫升，生抽10毫升，水淀粉9毫升，香油3毫升，食用植物油各适量。

【制法】将洋葱、彩椒洗净切块，鳝鱼切块，加盐、料酒、水淀粉，拌匀腌渍，汆水。炒锅注油烧热，放入姜片、蒜末、葱段爆香，倒入彩椒、洋葱，快速炒匀，放入鳝鱼炒匀，加料酒、生抽、盐、水淀粉、香油，翻炒即成。

【用法】佐餐食用。

【功效】益气养血，温中益肾。适用于肾病患者。

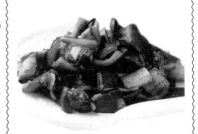

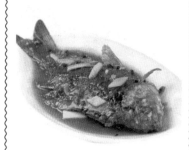

醋焖鲫鱼

【原料】净鲫鱼350克，花椒、姜片、蒜末、葱段各少许，盐少许，糖3克，老抽2毫升，生抽5毫升，醋10毫升，生粉、水淀粉、食用植物油各适量。

【制法】将鲫鱼处理干净，加盐、生抽、生粉抹匀腌渍，炸至两面金黄，捞出待用。锅底留油烧热，放入花椒、姜片、蒜末、葱段，用大火爆香，注入清水，加生抽、糖、盐、醋，煮沸，放入鲫鱼、老抽，边煮边浇汁，转小火煮约1分钟，至鱼肉入味，盛入盘中。将汤汁烧热，用水淀粉勾芡，调成味汁，浇在鱼身上即成。

【用法】佐餐食用。

【功效】养血活血，补肾养肾，补虚利水。适用于肾病患者。

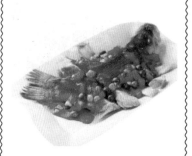

浇汁鲈鱼

【原料】鲈鱼270克，豌豆90克，胡萝卜60克，玉米粒45克，姜丝、葱段、蒜末各少许，盐少许，番茄酱、水淀粉各适量，食用植物油少许。

【制法】将洗净的鲈鱼加盐、姜丝、葱段，拌匀腌渍。胡萝卜去皮洗净切丁。鲈鱼去骨，把鱼肉两侧切条，放入蒸盘，胡萝卜、豌豆、玉米粒汆水。蒸锅上火烧开，放入盛鱼蒸盘，中火蒸15分钟，取出放凉。用油起锅，倒入蒜末，倒入焯过水的食材，加番茄酱、水，拌匀煮沸，加水淀粉拌匀，调成菜汁，浇在鱼身上即成。

【用法】佐餐食用。

【功效】补肝益肾，健脾和胃，化痰止咳。适用于肾病患者。

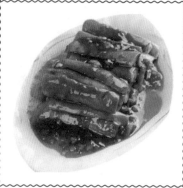

青椒炝茄子

【原料】茄子400克，青椒末20克，蒜泥、蚝油、辣椒油、生抽、糖、盐各适量。

【制法】茄子洗净，切成长段，放入蒸锅中蒸制4分钟，出锅晾凉，装入盘中。用青椒末、蒜泥、生抽、蚝油、糖、辣椒油、盐调匀成味汁。将调制的味汁浇在茄子上，拌匀即可。

【用法】佐餐食用。

【功效】缓解痛经，消炎养肾。适用于肾病患者。

软炒蚝蛋

【原料】生蚝肉120克，鸡蛋2个，马蹄肉、香菇、肥肉各少许，盐少许，水淀粉4毫升，料酒9毫升，食用植物油适量。

【制法】将洗净的香菇、马蹄肉、肥肉切粒，洗好的生蚝肉加盐、料酒拌匀，鸡蛋打入碗中，加盐、水淀粉，打散调匀，生蚝肉、香菇、马蹄分别氽水，待用。用油起锅，放入肥肉、马蹄、香菇炒匀，放入生蚝肉，淋入料酒，加盐，炒匀调味，倒入蛋液，炒熟。关火后盛出炒好的食材，装盘中即可。

【用法】佐餐食用。

【功效】补肾壮阳，软坚散结。适用于肾病患者。

腐竹烧扁豆

【原料】扁豆300克，腐竹100克，香菇丁、牛肉末、胡萝卜丁各50克，调料A（葱末、姜末、蒜末）、水淀粉、香油、酱油，调料B（料酒、胡椒粉、蚝油、糖、盐）各适量。

【制法】扁豆洗净，切段，过油稍炸，捞出备用；牛肉末加盐、酱油、料酒、香油拌匀，腌渍片刻；腐竹温水泡发，切段。锅入油烧热，放入牛肉末炒至变色；加入调料A，倒入香菇丁、腐竹丁、胡萝卜丁、扁豆翻炒，加调料B调味，用水淀粉勾芡，炒匀即可。

【用法】佐餐食用。

【功效】健脾强肾，和中益气。适用于肾病患者。

蒸拌扁豆

【原料】扁豆300克，干辣椒10克，蒜末、香油、盐各适量。

【制法】扁豆洗净去筋，放入蒸锅中开锅蒸4分钟，捞出，放入盘中，晾凉备用。干辣椒洗净，切末。将干辣椒末、蒜末、盐放入盛扁豆的盘中，淋香油，拌匀即可。

【用法】佐餐食用。

【功效】健脾益肾，和中益气。适用于肾病患者。

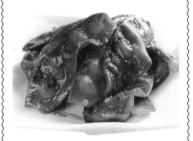

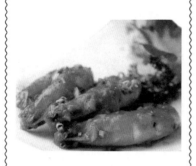

干焖大虾

【原料】基围虾 180 克，洋葱丝 50 克，姜片、蒜末、葱花各少许，料酒 10 毫升，番茄酱 20 克，糖 2 克，盐、食用植物油各适量。

【制法】将洗净的基围虾去掉头须和脚，将腹部切开，炸至深红色，捞出待用。锅底留油，放入蒜末、姜片，加入洋葱丝爆香，倒入基围虾，淋入料酒，加水、盐、糖、番茄酱炒匀调味。关火后将炒好的食材盛出，装入盘中，撒上葱花即成。

【用法】佐餐食用。

【功效】补肾壮阳，益气滋补。适用于肾病患者。

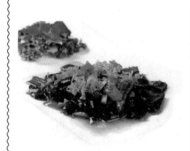

干贝烧海参

【原料】水发海参 140 克，干贝 15 克，红椒圈、姜片、葱段、蒜末各少许，豆瓣酱 10 克，盐少许，蚝油 4 克，料酒 5 毫升，水淀粉、食用植物油各适量。

【制法】将洗净的海参切块，余水。洗净的干贝拍碎，压成细末，炸半分钟，捞出。用油起锅，放入姜片、蒜末爆香，再放入红椒圈，炒匀，倒入海参，淋入少许料酒，加入豆瓣酱、蚝油、盐、水淀粉，翻炒片刻，至食材熟透，最后撒上干贝末即可。

【用法】佐餐食用。

【功效】补肾益精，养血润燥。适用于肾病患者。

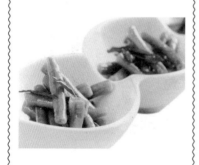

香辣豆角

【原料】豆角 400 克，姜丝、干辣椒丝、香油、盐各适量。

【制法】豆角洗干净，择好，切成段，入沸水锅中煮熟，捞出冲凉，沥干水分，备用。将豆角段放入盛器中，放上干辣椒丝，烧适量热油浇在辣椒丝上，烹出辣香味，最后加入盐、香油调味，拌匀即可。

【用法】佐餐食用。

【功效】安神化湿，强肾健脾。适用于肾病患者。

韭菜炒干贝

【原料】韭菜 200 克，彩椒 60 克，干贝 80 克，姜片少许，料酒 10 毫升，盐少许，食用植物油适量。

【制法】将洗净的韭菜切段，洗好的彩椒切条。热锅注油烧热，放入姜片，倒入洗好的干贝，大火炒香，加料酒、彩椒丝、韭菜段，炒至熟软，加盐翻炒至匀，调味。关火后盛出炒好的食材，装盘即可。

【用法】佐餐食用。

【功效】润肠滋阴，补肾养胃。适用于肾病患者。

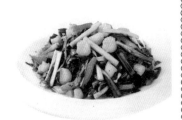

家乡盐煎肉

【原料】猪里脊肉 300 克，彩椒 50 克，洋葱 30 克，青蒜段、蒜片、盐、酱油、辣酱、糖、淀粉、香油、腐乳、腐乳汁、食用植物油各适量。

【制法】猪里脊肉洗净，切片，加酱油、盐、糖、腐乳汁、淀粉、香油、食用植物油腌 10 分钟。洋葱去皮，洗净，切丝。彩椒洗净，去蒂、籽，切条。油锅烧热，炒蒜片，下入肉片炒至变色，淋入清水、辣酱、洋葱丝，加盐、酱油、糖、小半块腐乳和少许腐乳汁调味，放入彩椒条、青蒜段，淋香油翻炒均匀即可。

【用法】佐餐食用。

【功效】补肾液，充胃汁。适用于肾病患者。

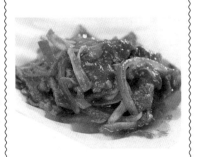

青椒小炒肉

【原料】猪肉 200 克，青椒、红椒各 150 克，姜丝、蒜片、盐、剁椒、豆豉、酱油、醋、料酒各适量。

【制法】青椒、红椒洗净，切圈。猪肉洗净，切成片。锅入油烧热，放入姜丝、蒜片，待爆出香味后，将肉片倒入锅中，加适量盐，煸炒至九成熟，盛起。另起锅入油烧热，放入青椒、红椒煸炒，加少许盐，加剁椒炒匀，倒入肉片翻炒，加入醋、酱油、料酒、豆豉继续翻炒均匀即可。

【用法】佐餐食用。

【功效】补肾液，充胃汁。适用于肾病患者。

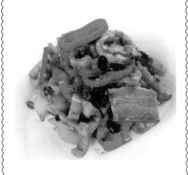

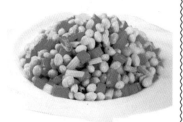

芹菜炒黄豆

【原料】熟黄豆 220 克，芹菜梗 80 克，胡萝卜 30 克，盐少许，食用植物油适量。

【制法】将洗净的芹菜梗切段；洗净去皮的胡萝卜切成丁，余水。用油起锅，倒入切好的芹菜，炒匀，至芹菜变软；倒入胡萝卜丁和熟黄豆，快速翻炒，加入适量盐，炒匀调味。关火后盛出食材，装入盘中即成。

【用法】佐餐食用。

【功效】润肠通便，补虚固肾。适用于肾病患者。

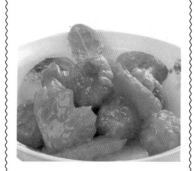

咕噜肉

【原料】猪肉 300 克，胡萝卜片、菠萝片各 50 克，蒜末、番茄酱、胡椒粉、干淀粉、水淀粉、食用植物油、香油、辣酱油、醋、料酒、白酒、糖、盐各适量。

【制法】猪肉洗净，切片，加入白酒、盐、糖腌渍，裹匀干淀粉。将盐、料酒、胡椒粉、香油、醋、辣酱油、番茄酱、水淀粉调成味汁。锅入油烧热，放入肉团炸至呈金黄色，捞出沥油。锅留底油烧热，下入蒜末炒香，再放入胡萝卜片、菠萝片炒匀，调入味汁，用水淀粉勾芡，待味汁起泡时，淋香油，放入肉块炒匀即可。

【用法】佐餐食用。

【功效】补肾液，充胃汁。适用于肾病患者。

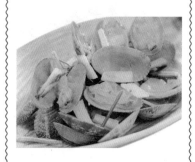

姜葱炒蛤蜊

【原料】蛤蜊 600 克，葱、姜、香菜、盐、食用植物油各适量。

【制法】蛤蜊洗净泥沙。葱、姜分别洗净，切片。香菜洗净，切段。净炒锅置火上，倒入油烧热，放入葱片、姜片炒出香味，倒入蛤蜊炒至开口，加入盐翻炒均匀，撒上香菜段，出锅即可。

【用法】佐餐食用。

【功效】消渴生津，强肾开胃。适用于肾病患者。

番茄块拌芦荟

【原料】番茄250克，芦荟50克，香油、酱油、香葱花各适量。

【制法】番茄洗净，切块。芦荟取肉，在沸水中煮3~5分钟，捞出切丁。将香油、酱油、葱花调成料汁，与番茄丁、芦荟丁拌匀即成。

【用法】佐餐食用。

【功效】消热止咳，养阴壮肾。适用于肾病患者。

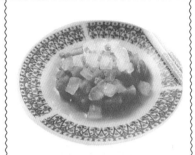

虾酱肉末芸豆

【原料】猪肉300克，芸豆200克，鲜虾酱50克，鸡蛋1个，葱末、姜末、红尖椒段、高汤、食用植物油、酱油、料酒、盐各适量。

【制法】芸豆洗净，用沸水烫一下，捞出切末。将猪肉洗净，切末。鸡蛋打入碗内，加入虾酱拌匀。锅入油烧热，倒入虾酱蛋液炒熟，盛入碗内。另起锅入油烧热，下入葱末、姜末炒香，加入肉末、红尖椒段、酱油、料酒煸炒至熟，再加入芸豆末、虾酱、鸡蛋和适量高汤，用慢火炖熟透，调入适量盐，炒匀即可。

【用法】佐餐食用。

【功效】益气补中，养阴壮肾。适用于肾病患者。

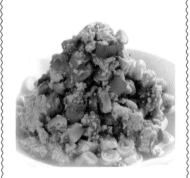

九味焦酥肉块

【原料】五花肉150克，面粉150克，鸡蛋1个，葱段、姜丝、胡椒粉、淀粉、辣酱、食用植物油、香油、醋、盐各适量。

【制法】五花肉洗净，入清水锅中煮熟，捞出切丝。鸡蛋、面粉、淀粉、清水调成糊，放五花肉丝、盐、胡椒粉搅成糊状，摊在抹有油的圆盘内。锅入油烧热，淋在糊上，待定型后将肉糊滑入锅内，炸至呈金黄色，捞出沥干油，切条，摆入盘中。锅留底油，下入姜丝煸香，加盐、辣酱、醋炒匀，用淀粉勾芡，淋香油，撒葱段即可。

【用法】佐餐食用。

【功效】补肾液，充胃汁。适用于肾病患者。

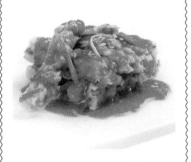

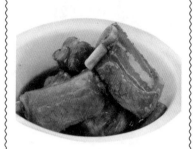

红烧排骨

【原料】排骨 500 克，葱段、姜片、盐、酱油、料酒、糖、水淀粉、高汤、食用植物油各适量。

【制法】排骨洗净，剁成段，入沸水中焯透，捞出，冲净血污，备用。油锅烧热，葱段、姜片爆香，烹入料酒，加入酱油、糖、盐、高汤烧开，下入排骨段烧至熟烂。拣去姜片，用水淀粉勾芡即可。

【用法】佐餐食用。

【功效】益气补中，滋阴健肾。适用于肾病患者。

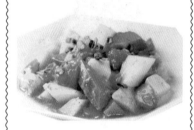

土豆炖南瓜

【原料】土豆、南瓜各 200 克，盐、胡椒粉、葱花适量。

【制法】用油热锅，将土豆、南瓜翻炒至颜色金黄，加适量盐、少许胡椒粉，炒匀后加水刚没过土豆、南瓜，用中火炖至汤汁收干，盛出即可。

【用法】佐餐食用。

【功效】健肾养颜，润肠开胃。适用于肾病患者。

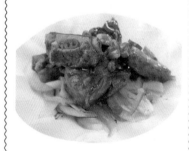

干烧排骨

【原料】排骨 800 克，洋葱 200 克，青杭椒段、红杭椒段各 10 克，盐、酱油、料酒、糖、食用植物油各适量。

【制法】排骨洗净，剁成块。洋葱洗净，切丝，入油锅，加盐炒熟，盛入盘中。油锅烧热，放入排骨翻炒，等肉发白后加青杭椒段、红杭椒段、酱油、料酒、糖，加适量清水烧至水干，加盐调味，起锅倒在洋葱上即可。

【用法】佐餐食用。

【功效】益气补中，滋阴健肾。适用于肾病患者。

烟熏排骨

【原料】排骨 500 克，芹菜叶 20 克，葱段、姜片、花椒、烟熏料、卤水、五香粉、食用植物油、香油、料酒、盐各适量。

【制法】排骨洗净，斩块，加入盐、姜片、葱段、五香粉、料酒、花椒腌渍 20 分钟，放入蒸笼蒸熟，取出，放入卤水中浸泡，捞出沥干。锅入油烧热，放入排骨块炸至金黄，起锅捞出。将炸好的排骨块放入熏炉中，点燃烟熏料，熏至排骨色暗红、烟香入味时取出，刷上香油，装饰芹菜叶即可。

【用法】佐餐食用。

【功效】益气补中，滋阴健肾。适用于肾病患者。

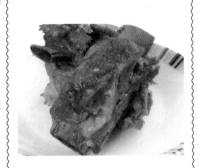

豉汁蒸小排

【原料】排骨 500 克，荷叶 1 个，葱花、盐、蚝油、豆豉、料酒、食用植物油各适量。

【制法】将排骨洗净，剁成段，用蚝油、豆豉、盐、料酒腌 5 分钟。荷叶洗净，焯水，备用。净蒸锅置火上烧热，倒入适量清水用旺火烧开，把腌好的排骨及腌料一起放入蒸锅中蒸 25 分钟，取出，摆在铺好荷叶的盘中，撒上葱花。锅中加食用植物油烧热，淋在排骨上即可。

【用法】佐餐食用。

【功效】益气补中，滋阴健肾。适用于肾病患者。

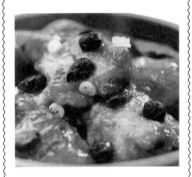

芋头烧排骨

【原料】排骨 300 克，芋头 200 克，葱段、姜片、八角、酱油、糖、盐、食用植物油、高汤各适量。

【制法】排骨洗净，斩成段，入沸水锅中余水，捞出洗净血污，控水。芋头洗净，去皮，切成圆形。锅入油烧热，放入葱段、姜片、八角、酱油爆锅，放入排骨段和芋头翻炒上色，加高汤烧开，用盐、糖调味，烧开，转文火烧至排骨、芋头熟透入味，改旺火收汁，出锅装盘即可。

【用法】佐餐食用。

【功效】益气补中，滋阴健肾。适用于肾病患者。

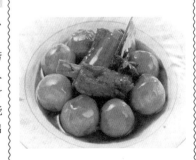

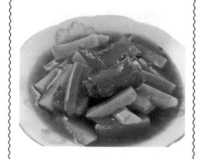

土豆烧排骨

【原料】排骨 100 克，土豆 150 克，胡萝卜 80 克，盐、郫县豆瓣酱、红辣椒段、花椒、八角、糖、酱油、醋、香油、食用植物油各适量。

【制法】排骨洗净，斩段，入沸水锅中汆水，捞出，用清水洗净血污。胡萝卜、土豆分别去皮，洗净，切条。炒锅放适量食用植物油烧热，放入郫县豆瓣酱、红辣椒段、花椒、八角、糖、酱油和醋，小火翻炒，放入排骨旺火充分翻炒至排骨出油，加水淹过排骨，加盖炖至收汁，淋少许香油，放入胡萝卜条和土豆条充分翻炒，再加水没过材料，加盖炖烂即可。

【用法】佐餐食用。

【功效】解毒养肾，和中益气。适用于肾病患者。

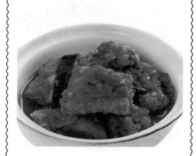

腊味蒸排骨

【原料】排骨 500 克，海带 200 克，香葱花、姜末、蒜蓉辣酱、胡椒粉、食用植物油、香油、老抽、料酒、盐各适量。

【制法】排骨洗净，剁成长段，用凉水冲去血迹，沥干。海带洗净，切成宽约 1 厘米的长条。将蒜蓉辣酱、盐、老抽、胡椒粉、香油、香葱花、姜末、料酒调成酱，抹在排骨上。将排骨、海带条放入蒸笼中蒸熟，烧热食用植物油浇在菜上即可。

【用法】佐餐食用。

【功效】滋阴润燥，补肾益气。适用于肾病患者。

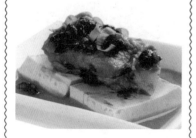

浏阳豆豉蒸排骨

【原料】排骨 500 克，豆豉酱 100 克，豆腐 200 克，葱花、蒜末、红辣椒油、食用植物油、酱油、料酒、盐各适量。

【制法】排骨洗净，切块，用酱油、料酒、盐、蒜末腌渍 15 分钟，加入豆豉酱搅拌均匀。将豆腐洗净从中间剖开，铺在盘底，上面撒点盐，再将排骨块铺在上面，放入蒸锅中蒸 1 小时至排骨熟烂，浇上红辣椒油，撒上葱花即可。

【用法】佐餐食用。

【功效】滋阴润燥，补血壮肾。适用于肾病患者。

红焖猪蹄

【原料】猪蹄 1 只，香葱末、酱油、糖、食用植物油各适量。

【制法】猪蹄处理干净，剁成块，用高压锅煮 30 分钟。油锅烧热，下入糖炒成糖色，放入煮熟的猪蹄，加入酱油、煮猪蹄的汤，煮至入味收汁，撒上香葱末即可。

【用法】佐餐食用。

【功效】补肾壮腰，促进骨骼生长。适用于肾病患者。

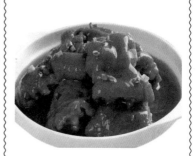

可乐烧猪蹄

【原料】猪蹄 2 个，可乐 300 毫升，蒜瓣、酱油、米酒、辣椒、八角、茴香、食用植物油各适量。

【制法】猪蹄处理干净，切成段，放入沸水锅中余水，捞出，洗净血污，备用。锅入油烧热，放入蒜瓣、辣椒爆香，备用。往卤锅内加入酱油、米酒、可乐，再放入爆香的蒜瓣及八角、茴香煮沸。把猪蹄放入卤锅内，用小火卤 50 分钟，出锅即可。

【用法】佐餐食用。

【功效】补肾壮腰，和中益气。适用于肾病患者。

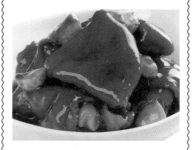

白胡椒猪蹄

【原料】猪蹄 2 只，豌豆 200 克，盐、白胡椒粒各适量。

【制法】猪蹄洗净，剁块。豌豆洗净。将猪蹄入凉水锅，煮去血污。将猪蹄块、豌豆、白胡椒粒放入砂锅中，加入适量清水，用旺火煮沸，再用小火慢炖至豆烂肉酥，加盐调味，出锅即可。

【用法】佐餐食用。

【功效】润脏补肾，和中益气。适用于肾病患者。

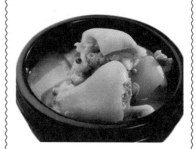

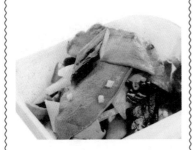

花雕炝腰片

【原料】猪腰 300 克，冬笋 20 克，黄瓜 30 克，姜末、盐、花雕酒、花椒、料酒、食用植物油各适量。

【制法】猪腰处理干净，切片，氽熟，捞出，控干水分。冬笋洗净，切片，氽透，捞出，控干水分。黄瓜洗净，切片。将腰片、冬笋片、姜末、黄瓜片放入碗中，加花雕酒、盐、料酒拌匀。油锅烧热，炒香花椒，捞出，浇在碗中拌匀即可。

【用法】佐餐食用。

【功效】益气补肾。适用于肾病患者。

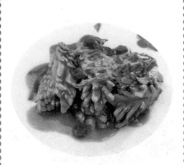

海派腰花

【原料】猪腰 600 克，干辣椒 20 克，姜末、葱丝、盐、糖、食用植物油各适量。

【制法】将猪腰去腰臊，洗净，切麦穗花刀。干辣椒洗净，切段。锅入食用植物油烧热，下入猪腰花滑熟，捞出，装入盘中。另起油锅烧热，下入姜末、葱丝、干辣椒段、盐、糖炒匀，淋在猪腰花上即可。

【用法】佐餐食用。

【功效】益气补肾。适用于肾病患者。

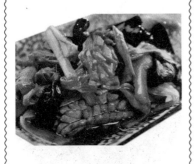

京葱爆腰花

【原料】猪腰 300 克，竹笋、水发黑木耳各 50 克，大葱 100 克，盐、酱油、糖、料酒、水淀粉、食用植物油各适量。

【制法】猪腰洗净，片两半，去腰臊，改麦穗花刀，切成块。竹笋洗净，切片。水发黑木耳洗净，择小朵。大葱洗净，切段。将食用植物油烧至六成热，放入猪腰花过油，捞出，沥油。锅留油，放入葱段炒香，放入笋片、黑木耳略炒，加入酱油、糖、盐、料酒，放入猪腰花急火快炒，用水淀粉勾芡即可。

【用法】佐餐食用。

【功效】益气补肾。适用于肾病患者。

黄花菜蒸猪腰

【原料】黄花菜 60 克，猪腰 250 克，黑木耳 30 克，红枣 10 克，葱段、姜片、盐、酱油、糖、料酒、胡椒粉、淀粉、香油各适量。

【制法】猪腰切两半，去腰臊，洗净，打十字花刀，改刀成块，放沸水锅中，汆水，捞起冲凉。黄花菜泡软后，把两端切掉。黑木耳、红枣用温水泡软后洗净。将猪腰、黄花菜、黑木耳、红枣、葱段、姜片放盛器中，加入酱油、糖、料酒、盐、胡椒粉、淀粉、香油拌匀，盛在盘中，入蒸锅蒸 15 分钟，出锅即可。

【用法】佐餐食用。

【功效】益气补肾。适用于肾病患者。

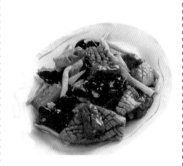

干豆角肚丝

【原料】猪肚 500 克，干豆角 150 克，红尖椒 25 克，姜片、葱段、盐、醋、料酒、花椒油各适量。

【制法】猪肚加盐、醋、姜片、葱段、料酒揉洗干净，放入锅内焯水，除尽异味。再放入锅中煮熟，捞出，切丝。红尖椒洗净，切丝。干豆角洗净，下入卤水锅中卤熟。将猪肚丝、干豆角加入盐、花椒油拌匀，装盘即可。

【用法】佐餐食用。

【功效】健脾补肾，和中益气。适用于肾病患者。

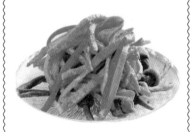

麻辣拌肚丝

【原料】猪肚 750 克，青尖椒、红尖椒各 20 克，葱丝、盐、芝麻、香油、辣椒油、花椒面、辣豆瓣酱、酱油各适量。

【制法】猪肚洗干净，放进开水锅内煮熟，捞出沥干，切长丝，放在盘中。青尖椒、红尖椒分别洗净，切丝，加入葱丝、香油、辣椒油、花椒面、辣豆瓣酱、酱油、盐调匀成酱料。浇在猪肚丝上拌匀，撒上芝麻即可。

【用法】佐餐食用。

【功效】健脾补肾，开胃生津。适用于肾病患者。

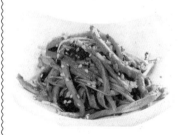

尖椒蒸猪肚

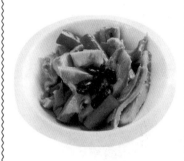

【原料】猪肚350克，红杭椒60克，姜片、葱花、盐、糖、蚝油、豆豉各适量。

【制法】猪肚处理干净，放入蒸锅中，加入葱花、姜片，用旺火煮40分钟至猪肚软烂。取出猪肚改成长条块，放入碗中。红杭椒洗净，切成段。将红杭椒段、盐、糖、蚝油、豆豉拌匀浇在猪肚块上，一起放入蒸笼中蒸10~20分钟，出锅，晾凉即可食用。

【用法】佐餐食用。

【功效】健脾补肾，开胃生津。适用于肾病患者。

卜白椒猪肚

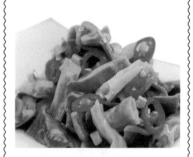

【原料】生猪肚400克，卜白椒100克，红杭椒50克，葱花、盐、酱油、蚝油、料酒、食用植物油各适量。

【制法】猪肚洗净，用刀刮去油，切片，加盐、料酒腌渍10分钟。卜白椒洗净，切段。红杭椒洗净，切成圈。锅内入食用植物油烧至七成热，放入卜白椒段，小火煸炒30秒钟，下入猪肚旺火爆炒至猪肚卷曲，加入盐、蚝油、酱油调味，撒葱花、红杭椒圈上桌即可。

【用法】佐餐食用。

【功效】健脾补肾，开胃生津。适用于肾病患者。

香芹牛肉丝

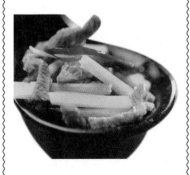

【原料】牛肉200克，香芹300克，干辣椒丝10克，蒜丝、姜丝、盐、酱油、胡椒粉、生粉、食用植物油各适量。

【制法】牛肉洗净，切丝，加入胡椒粉、生粉拌匀备用。香芹洗净，切段。油锅烧热，倒入牛肉丝滑熟。锅内留底油，放入姜丝、干辣椒丝爆香，倒入牛肉丝，加盐、酱油炒匀，加入香芹段、蒜丝炒匀即可。

【用法】佐餐食用。

【功效】除湿补虚，健肾壮腰。适用于肾病患者。

豉葱爆炒黄牛

【原料】牛肉 300 克，大葱 150 克，姜末、蒜末、香菜段、盐、豆豉酱、糖、酱油、料酒、香油、食用植物油各适量。

【制法】牛肉处理干净，切片，加入酱油、盐、糖、姜末、蒜末、料酒、香油拌匀腌好。大葱洗净，切段。油锅烧热，放入腌好的牛肉片煸炒至发白，入葱段、豆豉酱炒匀，加入香菜段，淋香油即可。

【用法】佐餐食用。

【功效】除湿补虚，和中益气，健肾壮腰。适用于肾病患者。

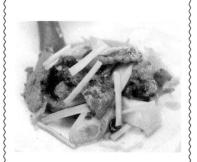

蚝油牛肉

【原料】牛肉 300 克，青椒片、红椒片各 30 克，葱段、姜片、蒜末、盐、淀粉、鸡蛋清、高汤、胡椒粉、香油、蚝油、酱油、糖、食用植物油各适量。

【制法】牛肉洗净、切片，加入胡椒粉、盐、酱油、蚝油、糖、高汤、食用植物油搅匀，倒入鸡蛋清、淀粉上浆。用胡椒粉、酱油、蚝油、糖、上汤、香油、淀粉调成味汁。锅入油烧至六成热，下入牛肉片滑散，捞出。锅留余油烧热，爆香葱段、姜片、蒜末，放入青椒片、红椒片翻炒，加入牛肉片炒熟，倒入味汁炒匀即可。

【用法】佐餐食用。

【功效】除湿补虚，和中益气，健肾壮腰。适用于肾病患者。

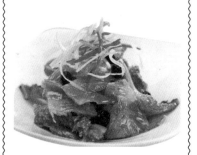

豆豉牛肚

【原料】牛肚 400 克，豆豉、青椒、红椒各 20 克，葱段、姜块、葱白、盐、糖、酱油、料酒、红油、食用植物油各适量。

【制法】葱白、青椒、红椒洗净，切丝。把牛肚洗净，放入沸水锅内，加料酒、葱段、姜块，稍煮，捞出切片。油锅烧热，放入豆豉，加入盐、糖、酱油、红油炒好，淋在牛肚上，撒上葱白、青椒丝、红椒丝即可。

【用法】佐餐食用。

【功效】健脾补肾，开胃生津。适用于肾病患者。

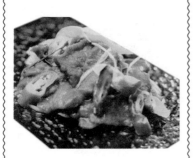

青椒炒牛肉

【原料】牛肉200克，青椒300克，姜丝、盐、酱油、胡椒粉、生粉、料酒、食用植物油各适量。

【制法】牛肉洗净，切片，放入盐、胡椒粉、生粉、料酒、酱油、姜丝，拌匀后腌渍入味。青椒洗净，去蒂、籽，切成小块。锅内加食用植物油烧热，放入姜丝爆香，把牛肉片放进锅里迅速滑散，加入料酒翻炒均匀，炒至七成熟，盛出，备用。锅留底油烧热，倒入青椒块炒香，再加入牛肉片、盐炒熟，盛出即可。

【用法】佐餐食用。

【功效】消肿除湿，强肾壮骨。适用于肾病患者。

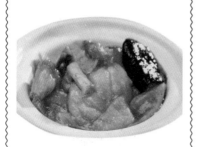

油面筋炒牛肚

【原料】油面筋80克，香菇30克，牛肚100克，姜片、蒜片、葱段、盐、红椒片、食用植物油各适量。

【制法】油面筋洗净，对切。香菇洗净，切片。牛肚洗净，煲烂，切片。油锅烧热，放入牛肚片滑熟。油锅烧热，爆香姜片、蒜片、葱段、红椒片，放入油面筋、牛肚、香菇，加入盐炒熟即可。

【用法】佐餐食用。

【功效】补气养血，补肾益精。适用于肾病患者。

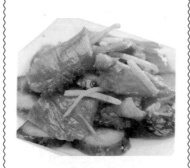

青瓜炒牛肚

【原料】牛肚750克，黄瓜150克，姜、葱、蒜、盐、花椒、八角、醋、料酒、香油各适量。

【制法】姜洗净，切丝。蒜洗净，切片。葱洗净，切段。黄瓜洗净，切片。撕去牛肚油脂，洗净，入沸水中，并加八角、花椒、姜丝、葱段、蒜片，先用旺火烧开，再改用小火煨烂，捞出用凉水泡洗后切片。炒锅上火，倒香油烧热，下葱段、姜丝炸香，入肚片，烹料酒，入盐、醋快速翻炒，再入蒜片、黄瓜片快速翻炒几下，淋香油，出锅装盘即可。

【用法】佐餐食用。

【功效】补气养血，补肾益精。适用于肾病患者。

山楂淋菜花

【原料】菜花 300 克，山楂罐头 100 克，盐、糖各适量。

【制法】菜花用盐水浸泡 10 分钟，洗净，切块，入沸水锅中焯烫至熟透，捞出，沥干水分。将菜花块放入盘中摊平，山楂取出放在菜花上，再浇入山楂汁，撒上糖即可。

【用法】佐餐食用。

【功效】缓解暑热，健肾和胃。适用于肾病患者。

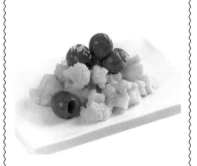

蜜枣蒸乌鸡

【原料】乌鸡 1 只，香菇、蜜枣各 80 克，姜块、枸杞、料酒、糖、盐各适量。

【制法】蜜枣洗净，切块。乌鸡洗净，切小块，放入盆中，调入料酒、糖、盐、姜块、蜜枣、枸杞、香菇，搅拌均匀。往盆中加适量水，上笼蒸 30 分钟即可。

【用法】佐餐食用。

【功效】滋阴清热，补肝益肾。适用于肾病患者。

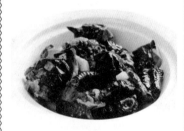

怪味鸡丝

【原料】鸡脯肉 200 克，葱花、盐、酱油、香油、辣椒油、花椒粉、糖、醋各适量。

【制法】鸡脯肉洗净，放入沸水汤锅煮至熟时捞起、晾冷，切成丝。将盐、酱油、葱花、香油、辣椒油、花椒粉、糖、醋调成味汁，与鸡丝拌匀，装盘即可。

【用法】佐餐食用。

【功效】滋阴清热，补肝益肾。适用于肾病患者。

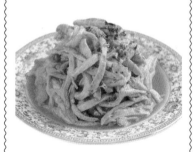

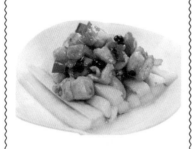

豉油皇鸡

【原料】鸡肉 450 克，丝瓜 100 克，洋葱 20 克，盐、酱油、豆豉、辣椒、食用植物油各适量。

【制法】鸡肉洗净，切丁。辣椒洗净，切段。洋葱洗净，切丝。丝瓜洗净，去皮，切段，放入沸水锅中，加入盐烫熟，捞出装盘。油锅烧热，下入辣椒段炸香，放入鸡肉滑炒，加洋葱炒匀，用盐、酱油、豆豉调味，浇在丝瓜上即可。

【用法】佐餐食用。

【功效】滋阴清热，健脾益肾。适用于肾病患者。

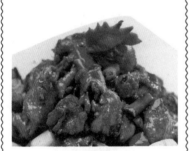

农家炒鸡

【原料】散养公鸡 1 只、青杭椒、红杭椒各 20 克，葱段、姜末、盐、料酒、酱油、糖、香油、白芷、清汤、食用植物油各适量。

【制法】公鸡洗净，斩成块，洗去血污。青杭椒、红杭椒分别洗净，去蒂、籽，切段。锅内加油烧热，放入葱段、姜末炒出香味，倒入鸡块爆炒，加入料酒、酱油、盐、糖、白芷、清汤，旺火烧 30 分钟至汁干时，最后放入青杭椒段、红杭椒段、葱段翻炒均匀，淋入香油，出锅即可。

【用法】佐餐食用。

【功效】滋阴清热，健脾益肾。适用于肾病患者。

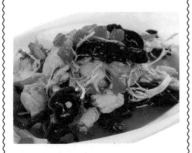

滑炒鸡球

【原料】鸡腿肉 200 克，苦菊 80 克，黑木耳 20 克，姜丝、盐、糖、水淀粉、剁椒、番茄酱、食用植物油各适量。

【制法】将鸡腿肉洗净，去骨，切块，加盐、水淀粉、食用植物油腌渍 3 分钟。苦菊洗净，切段。黑木耳泡发，撕成小朵。锅中加水，淋少许油，水开后倒入鸡肉，滑熟捞出。往锅内倒油烧热，下入姜丝爆香，加入剁椒、番茄酱炒香，冲入开水，烧开后放入鸡肉，加糖、盐，小火炖 5 分钟，再放入黑木耳、苦菊炖熟即可。

【用法】佐餐食用。

【功效】补肾壮阳。适用于肾病患者。

四彩鸡丁

【原料】鸡胸肉200克，熟豌豆粒、胡萝卜丁各25克，水发香菇15克，葱末、姜末、盐、胡椒粉、香油各适量。

【制法】鸡胸肉洗净，入沸水锅中煮熟，捞出晾凉，沥干水分，切丁。水发香菇去蒂，洗净，入沸水锅中焯2分钟，捞出，晾凉，沥干水分，切成丁。取一净盘，放入处理好的鸡肉丁、熟豌豆粒、胡萝卜丁和香菇丁，用葱末、姜末、胡椒粉、盐、调味，淋入香油拌匀即可。

【用法】佐餐食用。

【功效】滋阴补肾，延缓衰老。适用于肾病患者。

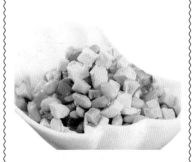

腰果鸡丁

【原料】腰果仁50克，鸡胸肉250克，葱花、盐、花椒粉、食用植物油各适量。

【制法】腰果仁挑去杂质，洗干净，放入锅中炒熟。鸡胸肉处理干净，切成与腰果仁一样大小的丁。净炒锅置火上，倒入适量食用植物油，待油温烧至七成热时放入葱花和花椒粉炒香，放入鸡丁翻炒至变白，倒入适量清水，盖上锅盖焖10分钟，加熟腰果仁翻炒均匀，用盐调味，出锅即可。

【用法】佐餐食用。

【功效】延缓衰老，强肾健骨。适用于肾病患者。

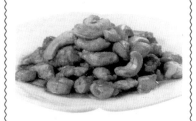

生菜松香鸭脯粒

【原料】鸭脯肉、生菜各200克，松仁25克，彩椒、玉米粒各75克，葱末、姜末、盐、蚝油、鸡蛋清、干淀粉、食用植物油各适量。

【制法】鸭肉洗净，切粒，加入鸡蛋清、干淀粉抓匀。彩椒洗净，切粒。生菜洗净，修剪成小盏。油锅烧热，下入鸭肉粒滑散至熟，捞起沥油。下入松仁，小火炸至金黄色，捞起备用。锅内留底油，下入葱末、姜末爆香，加入蚝油、盐，下入鸭肉粒、玉米粒、彩椒粒炒匀，起锅装在生菜盏中，撒入松仁即可。

【用法】佐餐食用。

【功效】清肾毒解肺热，利尿消肿。适用于肾病患者。

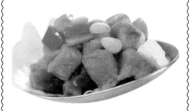

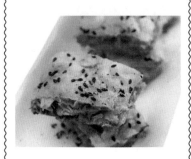

麻香锅烧鸭

【原料】净鸭 1 只，鸡蛋液 30 克，葱段、姜块、盐、黑芝麻、料酒、花椒、椒盐、淀粉、食用植物油各适量。

【制法】将净鸭从背部剖开，去掉头、脚、鸭腿、翅膀，洗净，沥水。用盐把全身擦一遍，再用葱段、姜块、料酒、花椒腌半小时。上笼蒸 90 分钟，取出。去掉骨头，将鸭子改成正方形，鸭膛朝上，装到盘里。用鸡蛋液、淀粉调成糊，均匀地抹到鸭膛内，撒上黑芝麻。油锅烧热，放入鸭子炸至金黄色，捞出沥油，改刀，整齐地码到盘里，撒少许椒盐即可。

【用法】佐餐食用。

【功效】解毒养肾，利便消肿。适用于肾病患者。

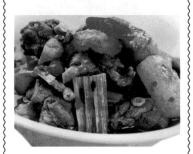

泡椒啤酒炖老鸭

【原料】老鸭 450 克，腐竹、冬瓜、泡椒各 80 克，葱花、葱段、姜片、野山椒末、郫县豆瓣酱、番茄酱、啤酒、酱油、花椒、高汤、红油、食用植物油各适量。

【制法】老鸭剁块。腐竹泡好洗净切段。冬瓜去皮切厚片。锅加油，炒香姜片、葱段、花椒，放郫县豆瓣酱、泡椒、野山椒末、番茄酱炒出油，下鸭块翻炒 2 分钟，倒啤酒、高汤、酱油烧开。加腐竹、冬瓜炖至熟烂，盛入容器，撒葱花。锅入红油烧至七成热，浇上即可。

【用法】佐餐食用。

【功效】解毒养肾，利便消肿。适用于肾病患者。

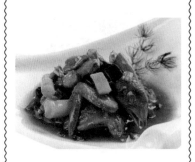

红烧鹌鹑

【原料】净鹌鹑 2 只，香菇、竹笋各 50 克，葱花、姜片、香油、食用植物油、酱油、料酒、盐各适量。

【制法】鹌鹑肉洗净，切块。竹笋洗净，切条。香菇洗净，切片。鹌鹑肉用盐、酱油腌入味。锅入油烧热，放鹌鹑炸变色，加料酒、葱花、姜片、酱油、盐、水焖烧，放香菇、竹笋入味，淋香油即可。

【用法】佐餐食用。

【功效】润脏补血，益精补肾。适用于肾病患者。

腰果鸭丁

【原料】鸭脯肉 300 克，腰果、彩椒丁各 50 克，葱末、姜末、盐、料酒、淀粉、食用植物油各适量。

【制法】鸭脯肉处理干净，切丁，加入盐、料酒、淀粉入味上浆。腰果焯水，捞出备用。将鸭丁入热油中炒熟，倒出控油。用五成热油将腰果炸至金黄色，捞出沥油。起油锅烧热，放入葱末、姜末炒出香味，放鸭丁、腰果、彩椒丁翻炒均匀，加入盐、料酒调味，出锅即可。

【用法】佐餐食用。

【功效】解毒消热，强肾壮骨。适用于肾病患者。

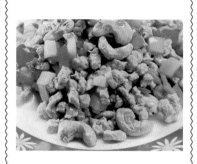

姜母鸭

【原料】鸭块 500 克，姜、盐、米酒、食用植物油各适量。

【制法】姜洗净，1/3 切成丝，1/3 切成片，1/3 磨成末。将姜末用纱布挤出汁，备用。鸭块洗净，入沸水锅快速汆水后捞出，沥干水分。往锅中加入少许食用植物油烧热，放入姜片炒至香味飘出，再加入处理好的鸭块一起煸炒均匀，加入盐和米酒旺火煮开，倒入碗中，撒上姜丝，放入蒸锅中用旺火蒸 2 小时左右，取出，装盘即可。

【用法】佐餐食用。

【功效】利尿消肿，补中益气。适用于肾病患者。

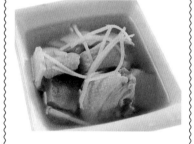

海米炝菜花

【原料】菜花 300 克，海米 25 克，盐、花椒、香油各适量。

【制法】海米用温水泡软。菜花洗净，切小朵，用沸水焯过、过凉，控净水分，加入海米、盐拌匀，备用。往锅内注入香油烧热，放入花椒炸香，浇在菜花上即可。

【用法】佐餐食用。

【功效】促进消化，缓解暑热，和胃养肾。适用于肾病患者。

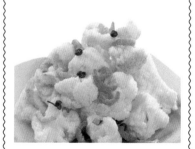

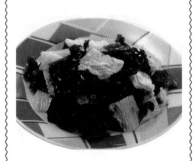

木耳炒白菜

【原料】白菜 250 克，水发木耳 150 克，葱花、盐、淀粉、酱油、食用植物油各适量。

【制法】将木耳用温水泡半个小时，择洗干净后，沥干水分；将白菜择洗净，切成片。炒锅注油烧至七成热，下葱花炝锅，再放入白菜片煸炒片刻。放入木耳、酱油、盐，翻炒均匀，加调味料，用湿淀粉勾芡即可。

【用法】佐餐食用。

【功效】和血养颜，壮肾养胃。适用于肾病患者。

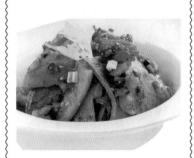

麻辣牛杂

【原料】牛舌、牛肉各 75 克，牛心、牛肚各 80 克，芹菜末、盐、熟芝麻、油酥花生仁、红油、花椒粉、酱油、料酒、五香粉、香油各适量。

【制法】将油酥花生仁磨成碎米粒。将牛舌、牛心、牛肚、牛肉洗净，放入沸水锅，加五香粉、料酒煮熟捞起，晾冷，沥干水分，切成片，装入盘内。将油酥花生仁、熟芝麻装在碗中，放入红油、盐、酱油、花椒粉、香油调成麻辣汁，淋在牛肉片上，撒上芹菜末即可。

【用法】佐餐食用。

【功效】补气养血，补肾益胃。适用于肾病患者。

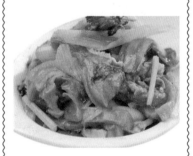

葱爆羊脸

【原料】熟羊脸 350 克，葱 100 克，香菜、盐、胡椒粉、糖、醋、食用植物油各适量。

【制法】羊脸去骨，切片。葱洗净，切滚刀块。香菜洗净，切段。锅内加油烧热，爆香葱块，倒入羊脸，加入盐、胡椒粉、糖、醋翻炒，撒香菜段装盘即可。

【用法】佐餐食用。

【功效】补中益气，养肾暖胃。适用于肾病患者。

麻辣鹌鹑

【原料】鹌鹑 500 克，葱段、姜片、花椒粒、干红辣椒段、食用植物油、辣椒油、酱油、料酒、盐各适量。

【制法】鹌鹑处理干净，切块，炸黄捞出。油锅烧热，煸香葱段、姜片，下入花椒粒、干辣椒段炒香，放入鹌鹑、水、酱油、料酒旺火烧开，加辣椒油，收汁，拣出鹌鹑装盘，捞去汁中残渣，煮沸，浇在鹌鹑上即可。

【用法】佐餐食用。

【功效】温肾助阳，补益精血。适用于肾病患者。

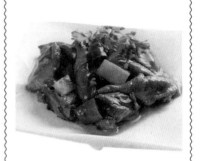

干煸飞龙

【原料】鸽肉 500 克，干红辣椒 50 克，香葱段、盐、花椒、淀粉、料酒、芝麻、食用植物油各适量。

【制法】鸽肉洗净，斩块，加入淀粉、料酒、盐略腌片刻。干红辣椒洗净，切段。往锅内加入油烧至六成热，将鸽肉块逐块下锅炸至熟透，捞出，沥油。锅内留油烧热，下入干红辣椒段、花椒炒出香味，加入鸽肉块炒熟，撒上香葱段、芝麻炒匀，装盘即可。

【用法】佐餐食用。

【功效】解毒养肾，益气补血，生津止渴。适用于肾病患者。

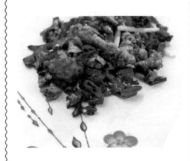

香辣虎皮鹌鹑蛋

【原料】鹌鹑蛋 10 个，肉末、橄榄菜各 50 克，葱花、豆瓣酱、高汤、水淀粉、食用植物油、生抽、盐各适量。

【制法】鹌鹑蛋煮熟、去壳。锅入食用植物油烧热，下肉末煸香，加豆瓣酱、橄榄菜、生抽、高汤、盐调味，用水淀粉勾芡，出锅，淋在鹌鹑蛋上，撒上葱花即可。

【用法】佐餐食用。

【功效】温肾助阳，补益精血。适用于肾病患者。

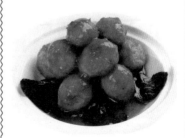

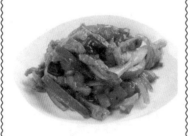

西式炒羊肉

【原料】肥嫩羊肉500克，洋葱250克，红椒2个，蒜末、葱段、粟粉、蚝油、食用植物油、酱油各适量。

【制法】洋葱洗净，切条。红椒洗净，切丁。羊肉洗净，切成条，滑熟。用粟粉、蚝油、酱油加入适量水调匀成调味汁。原锅入食用植物油烧热，下入洋葱条、蒜末、葱段、红椒丁爆香，入羊肉条炒匀，倒入调味汁翻匀即可。

【用法】佐餐食用。

【功效】和中益气，补肾强体。适用于肾病患者。

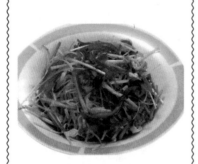

翡翠白菜丝

【原料】去头白菜心500克，水发香菇250克，红椒200克，香菜100克，鸡蛋2个，葱丝、姜丝、盐、料酒、食用植物油各适量。

【制法】将白菜心、水发香菇、红椒去杂洗净后切成丝，香菜洗净切段。炒锅注油烧热，将鸡蛋打散倒入锅中，用小火炒成蛋饼，取出切成丝。炒锅注油烧热，下入葱丝、姜丝爆锅，放入白菜、香菇、红椒、盐、料酒，煸炒至白菜变软，投入香菜、鸡蛋丝，翻炒几下即可。

【用法】佐餐食用。

【功效】润肠健肾，促进排毒。适用于肾病患者。

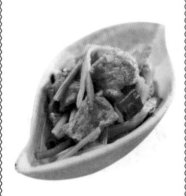

沂蒙羊肉片

【原料】羊里脊肉350克，干黄花菜70克，鸡蛋清20克，葱末、姜末、香菜、盐、干辣椒段、米醋、胡椒粉、香油、料酒、食用植物油各适量。

【制法】羊里脊肉去筋膜，洗净，斜切片。干黄花菜用水泡发好，洗净。香菜洗净，切成段。将羊肉加盐、料酒、鸡蛋清上浆，滑油至熟。黄花菜焯水。锅留底油，下入葱末、姜末爆锅，下入滑油的羊肉、黄花菜、干辣椒段、香菜段，加入盐、米醋、胡椒粉调味，淋香油，出锅即可。

【用法】佐餐食用。

【功效】补中益气，养肝明目，养肾暖胃。适用于肾病患者。

油焖莴笋尖

【原料】莴笋尖 300 克，肉末 10 克，蒜末、水淀粉、猪油、鲜汤、盐各适量。

【制法】将莴笋去掉叶和外皮，洗净，切成细条。往锅内加水，烧开，加少许盐，放入莴笋条，焯一下，捞出，过凉水，沥干，撒上盐腌 2 小时，除掉涩水。锅入油烧热，将莴笋条稍过一下油，捞出，装盘备用。另起油锅，放入蒜末爆香，放入莴笋条、肉末，加入盐、鲜汤，盖上盖，旺火烧开，转中火焖，加少许油，直至笋条熟烂，用水淀粉勾芡即可。

【用法】佐餐食用。

【功效】清热利尿。适用于肾病患者。

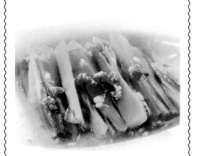

银杏炒芹菜

【原料】芹菜 400 克，银杏仁 50 克，胡萝卜 10 克，葱末、姜末、盐、食用植物油各适量。

【制法】芹菜去叶、根，洗净，切段。胡萝卜洗净，切片。锅入食用植物油烧热，待油温烧至四成热时放入银杏仁炸熟，捞出控油。往锅内加水烧沸，加少许盐、食用植物油，放芹菜段焯一下，捞出沥干。锅入油烧热，放葱末、姜末爆香，加芹菜段、胡萝卜片煸炒片刻，放入银杏仁，加适量盐炒熟，出锅装盘即可。

【用法】佐餐食用。

【功效】平肝清热，祛风除湿，养肾和胃。适用于肾病患者。

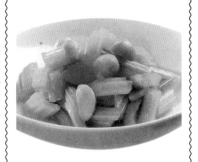

雪菜炒苦瓜

【原料】苦瓜 300 克，雪菜 50 克，红椒圈 20 克，葱末、姜末、蒜末、盐、辣椒油、生抽、食用植物油各适量。

【制法】苦瓜洗净，去瓤，切成条，入沸水锅中烫一下捞出。雪菜洗净，切末。锅入食用植物油烧热，放入葱末、姜末、蒜末、红椒圈炒香，放入雪菜末煸炒，放入苦瓜片，用盐、生抽调味，淋辣椒油即可。

【用法】佐餐食用。

【功效】养血滋肝，健脾补肾。适用于肾病患者。

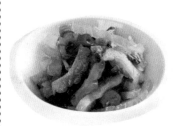

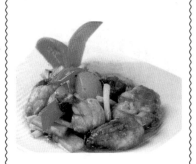

姜葱生蚝

【原料】生蚝肉180克，彩椒片、红椒片各35克，姜片30克，蒜末、葱段各少许，盐3克，糖3克，生粉10克，老抽2毫升，料酒4毫升，生抽5毫升，水淀粉、食用植物油各适量。

【制法】将生蚝肉氽水，捞出，淋上生抽拌匀，滚上生粉，腌渍入味。热锅注油烧热，放入生蚝肉，炸至微黄色，捞出待用。锅底留油，放入姜片、蒜末、红椒片、彩椒片爆香，倒入生蚝肉，撒上葱段，放入调味料，炒至食材熟透、入味即成。

【用法】佐餐食用。

【功效】温热滋补，益肾填精，软坚散结。适用于肾病患者。

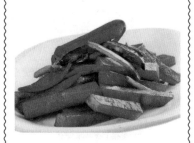

香菇炒土豆条

【原料】土豆400克，泡发香菇、青椒、红椒各100克，盐、酱油、食用植物油各适量。

【制法】土豆洗净，切粗条。泡发香菇洗净，切片。青、红椒洗净，切丝。锅入油烧热，将土豆条煎至七八成熟，加入香菇片翻炒，同时淋少许酱油和水，快熟时放入青、红椒丝，加入盐调味，出锅即可。

【用法】佐餐食用。

【功效】利尿消肿，补肾健脾。适用于肾病患者。

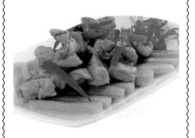

丝瓜皇鸡

【原料】鸡肉、丝瓜各300克，辣椒、洋葱各20克，豆豉、食用植物油、酱油、盐各适量。

【制法】鸡肉洗净，切丁。辣椒、洋葱洗净，切丝。丝瓜去皮，洗净，切段，放入沸水锅中烫熟，摆放盘中。锅入油烧热，下入辣椒丝炒香，放入鸡肉丁滑炒，加入洋葱丝炒匀，调入盐、酱油、豆豉，炒匀后倒在摆好的丝瓜上即可。

【用法】佐餐食用。

【功效】通筋活络，镇咳祛痰，补肾和胃。适用于肾病患者。

山药烧鲶鱼

【原料】鲶鱼肉400克，山药200克，葱片、姜片、蒜片、香菜、盐、干淀粉、甜面酱、料酒、糖、胡椒粉、香油、清汤、食用植物油各适量。

【制法】鲶鱼肉洗净，切条，拍上干淀粉。山药去皮，洗净，切粗条。香菜洗净，切段。锅加食用植物油烧热，将鲶鱼肉条炸至皮硬后捞出。锅入食用植物油烧热，炒香葱片、姜片、蒜片、甜面酱、料酒，加入清汤，放入鲶鱼条、山药条小火烧至软烂，加盐、糖、胡椒粉调味，撒香菜段，淋香油即可。

【用法】佐餐食用。

【功效】补脾养肾，生津益肺。适用于肾病患者。

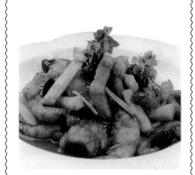

苦瓜爆鱿鱼

【原料】苦瓜200克，鱿鱼肉120克，红椒35克，姜片、蒜末、葱段各少许，盐3克，食粉4克，生抽4毫升，料酒5毫升，水淀粉、食用植物油各适量。

【制法】将洗净的苦瓜切片，洗好的红椒切块，洗净的鱿鱼肉切花刀，切块，加盐、料酒，拌匀腌渍入味，沸水中加食粉，将苦瓜片和鱿鱼汆水。用油起锅，倒入红椒块、姜片、蒜末、葱段爆香，倒入鱿鱼，加料酒、苦瓜、盐、生抽、水淀粉翻炒入味。盛出装盘即可。

【用法】佐餐食用。

【功效】补虚养气，清热养肾。适用于肾病患者。

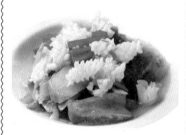

杏仁炒芹菜

【原料】芹菜300克，杏仁20克，葱段、盐、食用植物油各适量。

【制法】芹菜择去菜叶，洗净，斜切段。杏仁泡发，去皮备用。往锅内加水烧沸，下入芹菜段焯水，捞出过凉备用。净锅置火上，加入食用植物油烧热，爆香葱段，倒入芹菜炒至断生，放入杏仁，加入盐调味，出锅即可。

【用法】佐餐食用。

【功效】祛风除湿，除烦消肿，养肾和胃。适用于肾病患者。

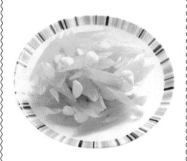

红油拌莴笋

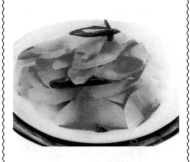

【原料】嫩莴笋 400 克，干辣椒段 20 克，盐、醋、食用植物油各适量。

【制法】莴笋去皮，洗净，切成斜片，放碗中加盐腌约 5 分钟，去掉水分，放入盘中。锅置火上，放食用植物油、干辣椒段烧热，炸出香味，浇在莴笋上，加盐、醋拌匀即可。

【用法】佐餐食用。

【功效】健肾利尿，通经开胃。适用于肾病患者。

干煸鱿鱼丝

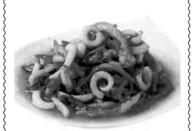

【原料】鱿鱼 200 克，猪肉 300 克，青椒 30 克，红椒 30 克，蒜末、干辣椒、葱花各少许，盐 3 克，料酒 8 毫升，生抽 5 毫升，辣椒油 5 毫升，豆瓣酱 10 克，食用植物油适量。

【制法】锅中注水烧开，放入猪肉煮 10 分钟，去除多余油脂，切条，青椒、红椒洗净切圈，鱿鱼切条，放入少许盐、料酒，拌匀腌渍入味，余水。用油起锅，倒入猪肉条，炒香，加生抽、干辣椒、蒜末、豆瓣酱、红椒、青椒、鱿鱼丝、盐、辣椒油、葱花，快速炒匀即成。

【用法】佐餐食用。

【功效】补虚养气，滋阴养肾。适用于肾病患者。

蒜泥莴笋肉

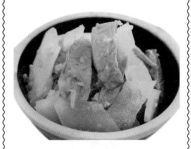

【原料】猪肉 400 克，莴笋 150 克，大蒜、盐、酱油、醋、香油各适量。

【制法】猪肉处理干净，放入锅中，加入适量清水，用旺火煮熟，晾凉后切成大薄片。大蒜洗净，捣成泥。莴笋去皮，洗净，切成菱形片，放入沸水锅中焯水，捞出，晾透。把处理好的猪肉片和莴笋片放在大碗中，加入酱油、醋、香油、盐、蒜泥调味，拌匀，装入盘中，食用即可。

【用法】佐餐食用。

【功效】健肾利尿，通经开胃。适用于肾病患者。

凉拌莴笋干

【原料】莴笋干100克，红椒30克，香油、生抽各适量。

【制法】将莴笋干用凉水浸泡半小时，捞出，挤干水分。红椒洗净，切成碎末。将莴笋干装入碗中，加入红椒末、生抽、香油拌匀，装入盘中即可。

【用法】佐餐食用。

【功效】健肾利尿，通经开胃。适用于肾病患者。

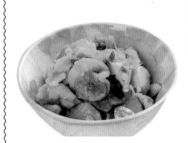

豌豆粉蒸肉

【原料】猪前排肉500克，豌豆粒200克，葱花、姜末、清汤、蒸肉粉、菜籽油、红油，调料A（老姜、米酒、胡椒粉、豆瓣、甜酱、酱油、糖、盐）各适量。

【制法】猪肉洗净，切片。豆瓣剁细。豌豆粒入沸水中汆水，捞出沥干。将猪肉片加调料A拌匀，加蒸肉粉、姜末、清汤、菜籽油拌匀，上面放豌豆。上笼蒸至食材软糯时取出扣于圆盘内，撒葱花，淋红油。

【用法】佐餐食用。

【功效】和中益气，利便健肾。适用于肾病患者。

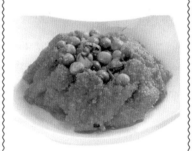

什锦卷心菜

【原料】卷心菜300克，鲜香菇100克，红辣椒20克，姜丝、盐、香油各适量。

【制法】卷心菜洗净，撕块。鲜香菇洗净，切条，放入沸水中焯熟，冲凉，切块。红辣椒洗净，切丁。将卷心菜块、香菇块放入碗中，加入红辣椒丁、姜丝、盐拌均匀，淋上香油即可。

【用法】佐餐食用。

【功效】益肾健脑，通经活络。适用于肾病患者。

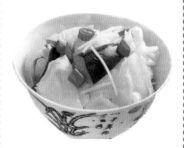

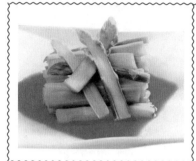

酸辣玉芦笋

【原料】芦笋200克，盐、辣椒油、醋各适量。

【制法】芦笋洗干净，削去皮，切成厚片，放入沸水锅中汆水，捞出，放入盆中。取一只碗，放入盐、辣椒油、醋调成酸辣汁，浇在芦笋上拌匀，装盘即可。

【用法】佐餐食用。

【功效】补气壮体，健肾和胃。适用于肾病患者。

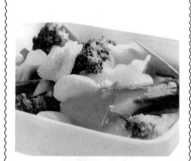

罗汉素烩

【原料】西兰花300克，胡萝卜、竹荪、白萝卜、黄瓜、土豆、银杏各50克，葱段、姜片、盐、水淀粉、食用植物油各适量。

【制法】将西兰花撕小朵，洗净，焯水。胡萝卜、白萝卜、土豆分别去皮，洗净，切成花片，焯水。竹荪泡开，切段。黄瓜洗净去皮，一切4瓣。银杏去皮。油烧热，放入姜片、葱段爆香，倒入所有原料、水，加盐，小火煮3分钟盛入碗中，入笼蒸15分钟，取出后扣在碟中，将原汁烧热，用水淀粉勾芡，淋在菜上即可。

【用法】佐餐食用。

【功效】补肾填精，健脑壮骨。适用于肾病患者。

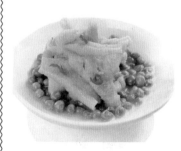

豌豆鸡爪

【原料】鸡爪12对，豌豆尖80克，红椒圈5克，酱油、香油、食用植物油、鲜汤适量。

【制法】鸡爪洗净，煮熟，连汤舀入盆内，晾凉后捞起，去鸡爪骨。豌豆尖洗净，放入沸水锅内焯熟，捞起加盐，摆在盘中垫底。将鸡爪加酱油、香油、食用植物油、鲜汤拌匀，鸡爪放在豌豆尖上，淋上拌鸡爪的汁水，撒上红椒圈即可。

【用法】佐餐食用。

【功效】利尿消肿。适用于肾病患者。

南瓜烩芦笋

【原料】南瓜 200 克，芦笋 150 克，蒜片、盐、水淀粉、鲜汤、香油、料酒、食用植物油各适量。

【制法】南瓜洗净，去皮、瓤，切成长条。芦笋洗净，切段，备用。锅入清水、盐用旺火烧开，分别放入南瓜条、芦笋条焯透，捞出，冷水过凉，沥干水分。净锅置火上，加入油烧至五成热，下入蒜片炒香，放入南瓜条、芦笋条略炒，烹入料酒、鲜汤，加盐炒匀，用水淀粉勾薄芡，淋香油，出锅装盘即可。

【用法】佐餐食用。

【功效】补气壮体，健肾强腰。适用于肾病患者。

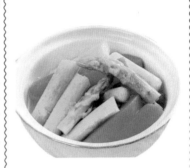

荠菜海虹

【原料】荠菜 300 克，海虹 200 克，红椒粒 20 克，生抽、糖、香油各适量。

【制法】荠菜洗净，放入沸水锅中汆烫，捞出冲凉，控干水分，切成粗末。海虹洗净，放入沸水锅中，煮熟，捞出取肉，洗净泥沙，晾凉备用。把荠菜末、海虹肉放入盛器中，用生抽、糖调味，淋香油拌匀即可。

【用法】佐餐食用。

【功效】和脾利肾，明目养肝。适用于肾病患者。

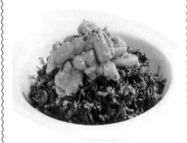

芥末扁豆丝

【原料】扁豆 300 克，红辣椒适量，盐、芥末、香油、酱油、糖各适量。

【制法】扁豆洗净，择好，投入沸水锅中焯熟，捞出沥干水分，晾凉后切成丝，备用。红辣椒洗净，切成细丝。将扁豆丝放入盆内，加入芥末、盐、糖、香油、酱油拌匀，装盘撒上红辣椒丝即可。

【用法】佐餐食用。

【功效】健肾养胃，和中益气。适用于肾病患者。

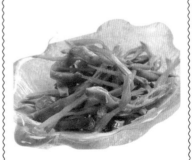

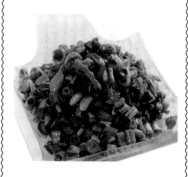

肉末泡豆角

【原料】酸豆角、臀尖肉馅各 200 克，葱末、姜末、红辣椒、豆豉、水淀粉、香油、酱油、料酒、糖、盐各适量。

【制法】将酸豆角、红辣椒洗净，切碎；臀尖肉馅用料酒调稀。锅入油烧热，放入葱末、姜末、豆豉爆香，加入臀尖肉馅煸熟，加入酸豆角碎、红辣椒碎，调入料酒、盐、酱油、糖，用水淀粉勾芡，淋上香油即可。

【用法】佐餐食用。

【功效】健脾补肾，和中益气。适用于肾病患者。

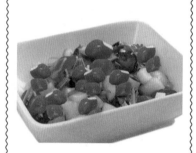

拌三样

【原料】红尖辣椒、洋葱、香菜各 100 克，盐、生抽、醋各适量。

【制法】洋葱洗净，去皮，切成丁状。红尖辣椒洗净，顶刀切环。香菜带叶用清水洗干净，切成 3 厘米长的小段。将处理好的洋葱丁、红辣椒环、香菜段一起放入同一个容器内，加入生抽、盐、醋拌匀即可。

【用法】佐餐食用。

【功效】利尿消食，通经开胃。适用于肾病患者。

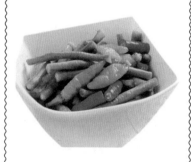

泡椒豆角

【原料】豆角 400 克，红小米辣、泡野山椒各适量，泡椒汁、糖、花椒、盐各适量。

【制法】豆角洗净，切段，放入沸水锅中，加盐、花椒煮 3 分钟，捞出过凉水，沥干水分。红小米辣洗净。将豆角段、红小米辣放盛器中，加泡野山椒、泡椒汁、糖拌匀，倒入少许纯净水，放入冰箱，冷藏 10~12 小时，即可食用。

【用法】佐餐食用。

【功效】利尿消食，通经开胃。适用于肾病患者。

王婆豆角

【原料】豆角400克，姜丝、葱丝、辣椒丝、食用植物油、生抽、糖、盐各适量。

【制法】豆角洗净，焯水，沥干，切长段。锅入食用植物油烧热，放入姜丝、葱丝、辣椒丝，调入生抽、糖、盐，煸出香味，制成味汁。将调好的味汁浇在豆角段上拌匀，装盘即可。

【用法】佐餐食用。

【功效】益气健肾，安神化湿。适用于肾病患者。

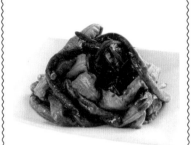

菠菜炒鸡蛋

【原料】菠菜300克，鸡蛋2个，葱末、姜末、盐、食用植物油各适量。

【制法】菠菜择洗干净，切成碎末。鸡蛋磕入碗内，用筷子搅散，成鸡蛋液，加少许盐，打散成蛋糊。净锅置火上烧热，倒入适量食用植物油烧热，放入调好的鸡蛋液炒熟，盛出。锅留油烧热，放入葱末、姜末炒出香味，再放入菠菜碎末炒至熟烂，加入炒好的鸡蛋翻拌均匀，加入盐、调味，盛出即可。

【用法】佐餐食用。

【功效】补肾养血，滋阴润燥。适用于肾病患者。适用于肾病患者。

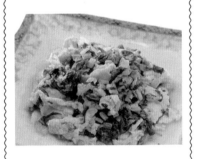

姜汁扁豆

【原料】鲜嫩扁豆500克，姜末、醋、酱油各适量。

【制法】扁豆洗净，切丝，用沸水煮熟，捞在盘中，沥干水分，晾凉待用。用姜末、醋、酱油调匀成味汁，浇在扁豆上拌匀，装盘即可。

【用法】佐餐食用。

【功效】益气健肾，通经开胃。适用于肾病患者。

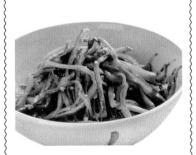

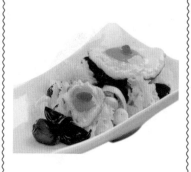

百果双蛋

【原料】鸡蛋 2 个，鹌鹑蛋 3 克，银杏肉、银耳各 50 克，红枣、百合、黑木耳各 30 克，酱油、盐各适量。

【制法】将银耳、红枣、黑木耳、百合、银杏肉洗净，放入温水浸泡 1 小时。锅入油烧热，放入泡好的原料，加酱油炒熟，装入盘中备用。另起锅入油烧热，分别放入鹌鹑蛋、鸡蛋煎熟，放入盛有炒好的原材料，加盐即可。

【用法】佐餐食用。

【功效】补肾益肺，健脾养血。适用于肾病患者。

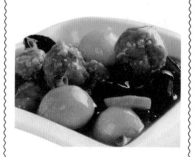

烧双圆

【原料】猪肉馅 300 克，鹌鹑蛋 100 克，水发黑木耳 50 克，胡萝卜 20 克，鸡蛋 1 个，葱末、姜末、胡椒粉、食用植物油、蚝油、料酒、盐各适量。

【制法】鹌鹑蛋蒸熟，去壳，入热油锅炸变色，捞出。胡萝卜洗净，切片。猪肉馅加葱末、姜末、盐、料酒、鸡蛋、胡椒粉调味，挤成丸子，入热油锅中炸至黄色捞出。锅中留油烧热，放入蚝油、料酒爆锅，加水烧开，放入猪肉丸、鹌鹑蛋、黑木耳、胡萝卜片，用盐、胡椒粉调味，旺火收汁，撒葱末出锅即可。

【用法】佐餐食用。

【功效】补肾益肺，健脾养血。适用于肾病患者。

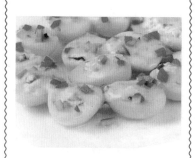

鸳鸯鹌鹑蛋

【原料】鹌鹑蛋 200 克，青椒圈、红椒圈各 10 克，水发黑木耳 10 克，黄花菜 2 克，豆腐 20 克，水淀粉、料酒、香油、盐各适量。

【制法】将豆腐、黑木耳、黄花菜分别洗净后切末，加香油、料酒、盐和蛋清，搅拌均匀，制成馅料。取一个鹌鹑蛋，蛋清蛋黄分开，剩下的煮熟，去壳，纵向切成两半，挖去蛋黄，填馅料，切口抹蛋黄液。青椒圈、红椒圈焯水。将蛋黄研成末，倒入锅中加料酒、盐调味，水淀粉勾芡，倒在鸳鸯蛋上，撒青椒圈、红椒圈即可。

【用法】佐餐食用。

【功效】补肾益肺，健脾养血。适用于肾病患者。

蛋煎银鱼

【原料】鲜银鱼 200 克，鸡蛋 3 个，葱花、胡椒粉、食用植物油、盐各适量。

【制法】鲜银鱼洗净。鸡蛋打散，放入葱花、盐、胡椒粉调味，放入银鱼拌匀，备用。锅入油烧热，倒入蛋液摊开，待鸡蛋液凝固，颠锅煎制，使鸡蛋整个翻身，至鸡蛋色泽金黄熟透，用锅铲分成大块，出锅即可。

【用法】佐餐食用。

【功效】补肾益肺，健脾养血。适用于肾病患者。

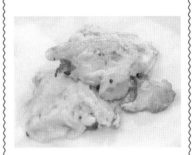

雪莲干百合炖蛋

【原料】雪莲 70 克，鸡蛋 2 个，干百合 30 克，盐、香油各适量。

【制法】雪莲、干百合置清水中浸泡一夜。百合、雪莲洗净，放入锅中，加入适量清水，置旺火上炖 1 小时至酥烂。将鸡蛋磕入汤锅煮成荷包蛋，再放入炖好的百合、雪莲，撒盐调味，出锅时淋香油即可。

【用法】佐餐食用。

【功效】补肾益肺，健脾养血。适用于肾病患者。

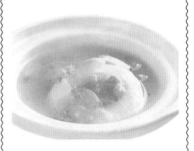

水炒蛏子

【原料】蛏子 500 克，鸡蛋 2 个，葱、盐、食用植物油各适量。

【制法】将蛏子处理干净，去内脏取肉，切成段备用。鸡蛋打散，用筷子搅拌均匀，成鸡蛋液。葱洗净，切成葱花，备用。炒锅注入食用植物油烧至八成热，下入葱花爆香，倒入鸡蛋液、蛏子段快速翻炒，边炒边加入水、盐调味，待鸡蛋金黄时盛出，装盘即可。

【用法】佐餐食用。

【功效】清热解毒，利水消肿。适用于肾病患者。

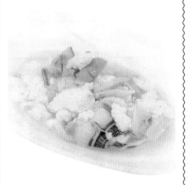

香菜炒驴肉

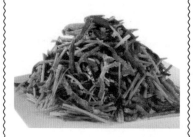

【原料】净驴肉 300 克，香菜段 100 克，葱丝、姜丝各 10 克，盐、料酒、胡椒粉、蛋清、淀粉、食用植物油各适量。

【制法】净驴肉切 4 厘米长的丝，加入适量料酒、盐、胡椒粉、蛋清、淀粉抓匀上浆，随后入温油锅中滑熟，倒出控油。锅入食用植物油烧热，放葱丝、姜丝、料酒爆香，倒入香菜段、滑好的驴肉丝翻炒，加盐、胡椒粉调味，旺火翻炒均匀，装盘即可。

【用法】佐餐食用。

【功效】滋肾养肝，补血益气。适用于肾病患者。

碧绿鸡心锅巴

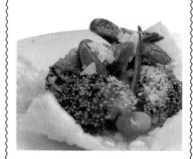

【原料】锅巴 50 克，洋葱、花生仁各 25 克，鸡心 150 克，西兰花 200 克，蒜末、盐、糖、胡椒粉、柠檬汁、麻椒粉、红油、食用植物油各适量。

【制法】锅置火上，放植物油烧至五成热，下入锅巴炸脆捞出，沥油备用。花生仁入沸水锅中煮至断生，捞出去皮。鸡心切花刀，洗净。西兰花洗净，切碎。洋葱去皮，洗净，切丝。炒锅加入红油烧热，下入鸡心炒变色，加入洋葱丝、麻椒粉、蒜末炒香，再放花生仁、西兰花煸炒，加盐、糖、胡椒粉、柠檬汁炒匀，放入锅巴炒入味即可。

【用法】佐餐食用。

【功效】滋肾养肝，补血益气。适用于肾病患者。

山药驴肉煲

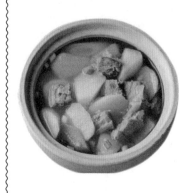

【原料】驴肉 400 克，山药 150 克，葱段、姜片、盐、花椒、八角各适量。

【制法】驴肉洗净，切块，用清水浸泡片刻。山药去皮，洗净，切块。将泡好的驴肉入沸水中余一下，然后放入清水中过凉。往锅中加适量清水，放葱段、姜片、花椒、八角及盐，将驴肉块放入锅中，旺火煮沸后，改中火炖 2 小时，放入山药块，继续炖至驴肉酥烂即可。

【用法】佐餐食用。

【功效】补肾益肺，健脾养血。适用于肾病患者。

青蒜烧狗肉

【原料】狗肉 500 克，青蒜 100 克，干辣椒 5 克，陈皮 3 克，姜片、蒜末、盐、豆瓣酱、芝麻酱、酱油、料酒、糖、食用植物油各适量。

【制法】狗肉洗净，切块。青蒜洗净，切段。干辣椒洗净，切丝。锅入油烧热，下姜片、蒜末炝锅，下豆瓣酱、芝麻酱爆炒，放入狗肉、青蒜稍炒，烹入料酒，加适量清水、陈皮、酱油、糖、盐烧沸。倒入砂锅中，炖至狗肉熟烂即可。

【用法】佐餐食用。

【功效】和血益气，滋补五脏。适用于肾病患者。

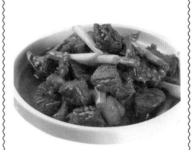

酒醉辣椒

【原料】红辣椒 400 克，姜、蒜、盐、糖、白酒各适量。

【制法】红辣椒洗净，切成小斜刀片，装入小瓷盆中。姜用清水洗干净，切小片。蒜去皮，捣烂放入红辣椒盆内。往碗中放入盐、糖、白酒搅拌均匀，倒入红辣椒盆内，稍拌后压实、盖严，腌制 6 天后取出即可盘即可。

【用法】佐餐食用。

【功效】清热利尿，通经开胃。适用于肾病患者。

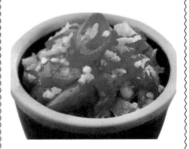

小炒驴肉

【原料】驴肉 300 克，胡萝卜、青椒各 100 克，葱花、姜丝、盐、食用植物油各适量。

【制法】驴肉处理干净，切成丝。胡萝卜洗净，切成细丝。青椒去蒂、去籽，洗净，切成丝。锅入食用植物油烧热，下入葱花、姜丝爆香，放入胡萝卜丝、青椒丝炒匀。下驴肉丝旺火快炒至驴肉熟烂，放适量盐调味即可。

【用法】佐餐食用。

【功效】补血益气，息风安神，滋肾养肝。适用于肾病患者。

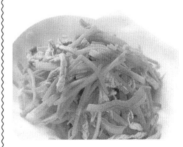

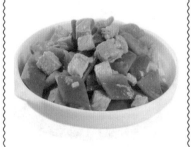

青椒炒肉

【原料】猪肉 200 克，青椒 300 克，蒜末、盐、食用植物油各适量。

【制法】青椒洗净，切成小片。猪肉处理干净，用高压锅煮熟，切成小块。锅入食用植物油烧热，下青椒翻炒，放蒜末、猪肉继续翻炒，加适量、盐调味即可。

【用法】佐餐食用。

【功效】补钙养气，补肾液，充胃汁。适用于肾病患者。

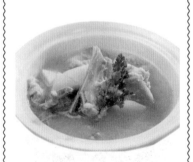

山药炖羊骨

【原料】羊骨 300 克，山药 200 克，胡萝卜 20 克，葱、姜、香菜叶、盐、料酒、花椒、八角、胡椒粉各适量。

【制法】羊骨洗净，切成段，放入沸水锅余一下，捞出备用。山药去皮，洗净，切滚刀块，备用。葱洗净，切段。姜、胡萝卜分别洗净，切片备用。香菜叶洗净。将羊骨入锅，加适量水，用旺火烧开，撇去浮沫，加入葱段、姜片、料酒、八角、花椒，改用小火炖至八成熟时放入山药块、胡萝卜片炖熟，加入盐、胡椒粉调味，出锅撒香菜叶即可。

【用法】佐餐食用。

【功效】通脉补骨，壮肾暖胃。适用于肾病患者。

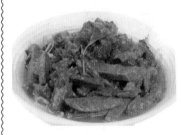

红烧驴肉

【原料】净驴肉 400 克，香菜段 20 克，葱花、姜末、盐、老抽、糖、料酒、高汤、八角、食用植物油各适量。

【制法】驴肉切长条，入沸水锅中加入料酒余水，捞出，洗净血污，控水备用。锅中倒入食用植物油烧热，放葱花、姜末、八角爆香，倒入驴肉条煸炒，烹入老抽、料酒，加高汤，用盐、糖、调味，烧至熟烂入味，撒香菜段翻匀即可。

【用法】佐餐食用。

【功效】补血益气，息风安神，滋肾养肝。适用于肾病患者。

新疆风味羊骨

【原料】羊骨 500 克，青椒、红椒、蒜薹各 50 克，盐、辣椒面、孜然粒、淀粉、食用植物油各适量。

【制法】羊骨洗净，切块，用高压锅煮熟。蒜薹洗净，切粒。青椒、红椒洗净，切圈。羊骨沥干水分，拍淀粉，入八成热油锅中过油，捞出。净锅倒油烧热，放入青椒圈、红椒圈、羊骨爆炒，加辣椒面、孜然粒、盐调味，撒蒜薹粒稍炒即可。

【用法】佐餐食用。

【功效】通脉补骨，壮肾暖胃。适用于肾病患者。

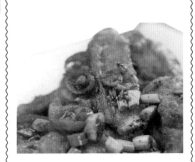

红焖羊骨

【原料】羊骨 1000 克，葱末、姜末、蒜瓣、胡椒粉、八角、花椒、山柰、香叶、桂皮、水淀粉、香油、酱油、糖、食用植物油各适量。

【制法】羊骨洗净，剁成段。油锅烧热，炒香葱末、姜末，倒入羊骨，加入酱油煸炒，加水、八角、花椒、山柰、香叶、桂皮、糖、胡椒粉、蒜瓣煨熟，用水淀粉勾芡，淋香油即可。

【用法】佐餐食用。

【功效】通脉补骨，壮肾暖胃。适用于肾病患者。

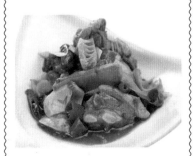

萝卜海味羊骨

【原料】羊骨 400 克，青萝卜、蛤蜊各 100 克，葱段、香菜末、盐、白胡椒粒各适量。

【制法】羊骨斩成块状，放入沸水锅中焯水，捞出，洗净血污，放入锅中，加入葱段、白胡椒粒煮熟，捞出，备用。青萝卜洗净，去皮，用打皮刀刮成长条。蛤蜊洗净。将煮好的羊骨加入萝卜、蛤蜊煮熟，加盐调味，撒香菜末，出锅即可。

【用法】佐餐食用。

【功效】通脉补骨，壮肾暖胃。适用于肾病患者。

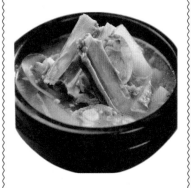

酱爆羊肉

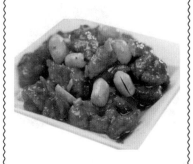

【原料】羊肉 300 克，熟花生仁 50 克，鸡蛋 1 个，葱花、姜末、蒜片、盐、糖、黄酱、料酒、香油、水淀粉、食用植物油各适量。

【制法】羊肉洗净，切大片，剞十字花刀，再改切成小丁，加盐、料酒、鸡蛋、水淀粉抓匀上浆，再入五成热油中滑散、滑透，捞出沥油。熟花生仁过油炸酥，沥干。锅烧热，加少许底油，用葱花、姜末、蒜片炝锅，烹料酒，下黄酱、糖炒出酱香味，加盐烧开，再放羊肉丁、花生仁翻拌均匀，用水淀粉勾芡，淋入香油，出锅装盘即可。

【用法】佐餐食用。

【功效】暖中补虚，开胃健身，壮肾暖胃。适用于肾病患者。

萝卜炖羊肉

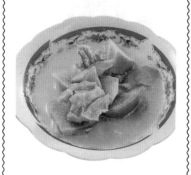

【原料】羊肉 200 克，青萝卜 400 克，胡萝卜 100 克，葱、姜、盐、陈皮、料酒、胡椒粉各适量。

【制法】将青萝卜洗净，削去皮，切成块状。胡萝卜洗净，切成斜片。羊肉处理干净，切成块。陈皮洗净，姜洗净，拍破，切成片。葱洗净，切成段。将羊肉、陈皮、葱段、姜片、料酒放入锅内，加入适量清水，用旺火烧开，打去浮沫，再放入青萝卜块、胡萝卜片煮熟，放入胡椒粉、盐、调味，装碗即可。

【用法】佐餐食用。

【功效】养肝明目，暖中补虚，壮肾暖胃。适用于肾病患者。

豆豉羊肉

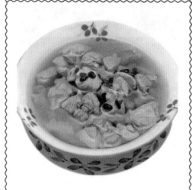

【原料】羊肉 500 克，豆豉 100 克，生姜、盐各适量。

【制法】生姜洗净，切成薄片。羊肉处理干净，切成小方块，放入沸水锅中略氽，捞出，放入清水中洗净血污，沥干水分，备用。净锅置火上烧热，倒入适量清水，放入羊肉块、豆豉、生姜片，用旺火烧开，转小火炖至羊肉块熟烂后，加入适量盐调味，出锅即可。

【用法】佐餐食用

·【功效】补中益气，养肝明目，壮肾暖胃。适用于肾病患者。

锅包肉

【原料】猪里脊肉 400 克，香菜段 60 克，鸡蛋 2个，葱丝、姜丝、淀粉、酱油、糖、醋、香油、鲜汤、食用植物油各适量。

【制法】猪里脊肉洗净，切大片，用淀粉、鸡蛋和少量水抓匀。用酱油、醋、糖、鲜汤调成味汁。猪肉片放入热油锅炸至金黄色捞出。锅留底油，放葱丝、姜丝、香菜段、猪肉片炒匀，淋香油即可。

【用法】佐餐食用。

【功效】和中益气，暖身补虚，补肾液，充胃汁。适用于肾病患者。

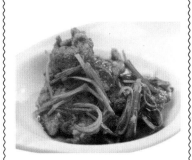

白酌双鲜

【原料】猪腰 300 克，猪肉 200 克，苦菊 20 克，姜丝、葱丝、酱油、淀粉、红辣椒末各适量。

【制法】猪腰处理干净，切片。猪肉洗净，切片，加酱油、淀粉腌入味。苦菊洗净，放入盘中。将猪腰、猪肉氽水，捞出，沥干，放到装苦菊的盘中，撒入葱丝、姜丝，蘸酱油、红辣椒末食用即可。

【用法】佐餐食用。

【功效】补虚健脾，补肾液，充胃汁。适用于肾病患者。

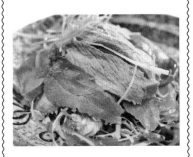

海米烩双耳

【原料】水发黑木耳、水发银耳各 100 克，海米 30克，葱片、姜片、盐、料酒、高汤、水淀粉、香油、食用植物油各适量。

【制法】水发黑木耳、水发银耳分别洗净，去根，撕成小朵。海米用温水泡洗一下，捞出，洗净。锅中加食用植物油烧热，放入葱片、姜片、料酒炒出香味，倒入高汤用旺火烧开，放入海米、黑木耳、银耳煮沸，加入盐调味，用水淀粉勾薄芡，淋入香油，出锅装盘即可。

【用法】佐餐食用。

【功效】滋阴补肾，健肾润肤。适用于肾病患者。

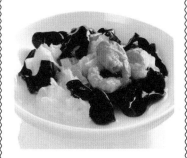

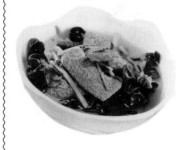

花肠炖菠菜

【原料】猪花肠 400 克，菠菜、黑木耳各 100 克，葱末、姜末、盐、胡椒粉、料酒、花椒、八角、香油、食用植物油各适量。

【制法】猪花肠去油脂，洗净，切成 2 厘米的段，焯水，用葱末、姜末、八角、花椒一同将肠煮烂。菠菜洗净，切段。黑木耳泡发择洗干净。锅入食用植物油烧至六七成热，放入煮好的花肠炸至酥脆。锅加食用植物油烧热，下入葱末、姜末、料酒，加水，倒入花肠炖至汤白有香味，加入盐、胡椒粉、洗好的黑木耳、菠菜段略炖，淋香油，出锅即可。

【用法】佐餐食用。

【功效】补虚健脾，强肾补钙。适用于肾病患者。

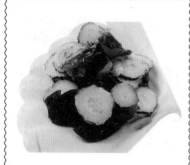

黑木耳炒黄瓜

【原料】黄瓜 450 克，水发黑木耳 100 克，葱花、生姜末、盐、食用植物油各适量。

【制法】黄瓜去蒂，洗净，切成片。水发黑木耳洗净，撕小朵。炒锅置火上，放入适量食用植物油烧热，先放入葱花、生姜末稍炒，再放入黄瓜片、水发黑木耳迅速翻炒，加入盐调味，翻炒均匀即可。

【用法】佐餐食用。

【功效】滋阴补肾，美容养颜。适用于肾病患者。

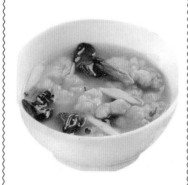

黑木耳炖酥肉

【原料】去皮五花肉 500 克，鸡蛋 3 个，黑木耳 20 克，葱段、姜末、盐、花椒、胡椒粉、高汤、干淀粉、菜油各适量。

【制法】将干淀粉加鸡蛋调成蛋淀粉。黑木耳泡发好后撕成块。去皮五花肉洗净，切成条，用盐拌过，再放入蛋淀粉内裹匀。炒锅置旺火上，加菜油烧至七成热，将裹有蛋淀粉的五花肉条逐一放入锅内炸至金黄色，捞出，控油。锅内加高汤烧开，放入炸好的酥肉，同时放入黑木耳块、葱段、姜末、花椒、胡椒粉、盐烧开后移到小火上至肉烂即可。

【用法】佐餐食用。

【功效】滋阴补肾，补中益气。适用于肾病患者。

田园小炒

【原料】甜豆、黑木耳各 100 克，莲藕、胡萝卜各 200 克，香油、生抽、盐各适量。

【制法】甜豆洗净，切长条。莲藕洗净，切薄片。黑木耳水发，洗净。胡萝卜洗净，切小块。油锅烧热，放进全部原料、生抽一起滑炒，炒至熟，下盐调味，淋上香油装盘即可。

【用法】佐餐食用。

【功效】滋阴补肾。适用于肾病患者。

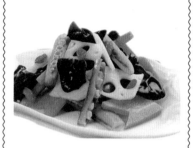

五宝鲜蔬

【原料】油菜 300 克，黑木耳、胡萝卜、草菇、口蘑各 50 克，盐适量。

【制法】油菜掰成片，洗净。黑木耳用凉水泡开，去蒂，洗净，撕成小块。草菇、口蘑分别用水焯一下，切成厚片。胡萝卜洗净，切片。起油锅，放入油菜快速翻炒，用盐调味出锅，摆在盘底。另起油锅，依次放入胡萝卜、黑木耳、口蘑、草菇，快速翻炒，用盐调味，盛到刚才摆好的油菜上。

【用法】佐餐食用。

【功效】滋阴补肾，美容养颜。适用于肾病患者。

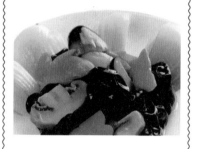

草菇毛豆炒冬瓜

【原料】冬瓜 300 克，草菇 50 克，毛豆粒 30 克，胡萝卜丁 30 克，水淀粉、香油、食用植物油、盐各适量。

【制法】冬瓜洗净去皮，切丁。草菇洗净，一切两半。毛豆粒洗净。将冬瓜丁、草菇、毛豆粒、胡萝卜丁入沸水锅，焯熟，捞出，控水。油锅烧热，放入冬瓜、草菇、毛豆、胡萝卜煸炒，用盐调味，炒至入味，用水淀粉勾芡，淋香油炒匀出锅即可。

【用法】佐餐食用。

【功效】滋阴补肾，美容养颜。适用于肾病患者。

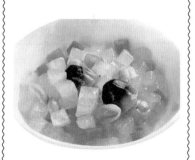

泰式焖杂菌

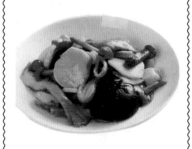

【原料】珊瑚菇、白肉菇、秀珍菇、香菇、草菇各100克，姜片、鱼露、糖、食用植物油、盐各适量。

【制法】将珊瑚菇、白肉菇、秀珍菇、香菇、草菇去根，洗净，焯水，捞起。锅入油烧热，爆香姜片，加珊瑚菇、白肉菇、秀珍菇、香菇、草菇炒匀，加入清水、鱼露、糖、盐调味，盖上锅盖焖至汁收即可。

【用法】佐餐食用。

【功效】滋阴补肾，美容养颜。适用于肾病患者。

草菇烧丝瓜

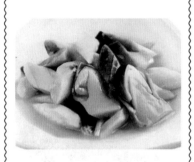

【原料】草菇100克，丝瓜300克，葱花、姜末、水淀粉、鸡汤、香油、食用植物油、料酒、盐各适量。

【制法】草菇洗净，切片。丝瓜洗净，去皮，切块。油锅烧热，放入丝瓜炸至断生，捞出控油。锅留油烧热，爆香葱花、姜末，加料酒、鸡汤、草菇、丝瓜烧沸，加盐调味，用水淀粉勾芡，淋香油即可。

【用法】佐餐食用。

【功效】滋阴补肾，强身健体。适用于肾病患者。

黄花菜烩双菇

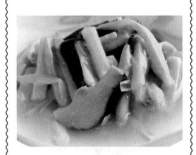

【原料】鲜黄花菜300克，香菇100克，鸡腿菇20克，冬笋50克，盐、水淀粉、清汤、食用植物油各适量。

【制法】鲜黄花菜洗净，入沸水锅中焯熟，捞出。香菇用温水泡发，洗净，切片。鸡腿菇、冬笋分别洗净，切条，入开水中焯烫一下，捞出，沥干，备用。锅入食用植物油烧热，放入鸡腿菇条、冬笋条、香菇片略炸，放在黄花菜上。锅内留余油，加入清汤烧沸，再放入盐调味，最后用水淀粉勾薄芡，出锅浇在黄花菜上，即可上桌食用。

【用法】佐餐食用。

【功效】滋阴补肾，和中益气。适用于肾病患者。

拌山药丝

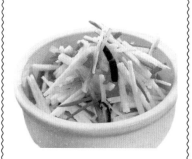

【原料】山药 200 克，水发香菇、胡萝卜、青椒各50 克，盐、香油各适量。

【制法】山药去皮，洗干净，切成细丝，焯熟，沥干水分。水发香菇、胡萝卜、青椒分别洗净，切成细丝。将山药丝、青椒丝、香菇丝、胡萝卜丝放入盐拌匀，淋入香油拌匀，装入盘中即可。

【用法】佐餐食用。

【功效】滋阴补肾，和中益气。适用于肾病患者。

香菇烩芥菜

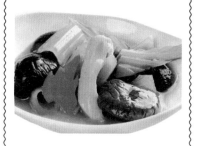

【原料】鲜香菇 400 克，芥菜心、鸡腿菇、胡萝卜各 50 克，盐、水淀粉、香油、清汤各适量。

【制法】鲜香菇洗净。鸡腿菇洗净。将芥菜心切除老茎后洗净，切成块，放入沸水锅中焯烫约 2 分钟至断生，捞出后放入凉水中冲凉，取出沥干。胡萝卜洗净，切花片。将清汤倒入锅中用旺火煮沸，放入鸡腿菇、香菇、胡萝卜片略煮，放入芥菜心、盐煮熟，淋入水淀粉勾芡，滴入香油，拌匀后即可起锅。

【用法】佐餐食用。

【功效】滋阴补肾，强身健体。适用于肾病患者。

酱烧香菇

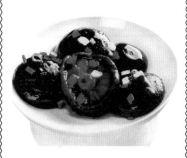

【原料】鲜香菇 500 克，红辣椒 30 克，葱、盐、八角、糖、酱油、蚝油、清汤、香油、食用植物油各适量。

【制法】香菇洗净。红辣椒洗净，切粒。葱洗净，切段。锅中加入油烧热，下入葱段炒香，再放入八角炒匀，倒入清汤烧沸，然后加入糖、酱油、盐、蚝油稍煮5 分钟，捞出杂质成酱汤，备用。将香菇放入酱汤中，用小火酱约 10 分钟，再转旺火收浓酱汤，撒入葱花、红辣椒粒炒拌均匀，淋入香油，出锅装盘即可。

【用法】佐餐食用。

【功效】滋阴补肾，和中益气。适用于肾病患者。

鲜花椒松子鸡

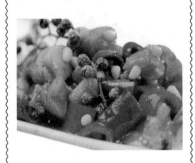

【原料】鸡腿肉 500 克，炸松仁、青椒、红椒各 100 克，姜片、葱段、蒜片、盐、花椒、干辣椒段、酱油、料酒、糖、香油、鲜汤、食用植物油各适量。

【制法】鸡腿肉洗净，切成方块，用料酒、酱油、盐腌入味。青椒、红椒去籽，去筋后切块。锅入食用植物油烧至五成热，放入鸡块炸至金黄，捞出沥干。锅内留底油，炒香花椒、干辣椒段，放入姜片、葱段、蒜片炒香，放入鸡块，加料酒、酱油、糖、鲜汤、青椒、红椒炒匀，收汁，撒上松仁，淋入香油即可。

【用法】佐餐食用。

【功效】强筋健骨，滋阴补肾。适用于肾病患者。

糖醋藕排

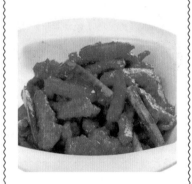

【原料】莲藕 300 克，番茄 100 克，青椒 70 克，盐、番茄酱、糖、醋、面粉、生粉、泡打粉、水淀粉、食用植物油各适量。

【制法】莲藕洗净，去皮，切成条，撒上生粉拌匀。番茄和青椒分别洗净，切成条。将面粉和生粉按 2：1 的比例放入碗内，加入盐、植物油、泡打粉调成糊状，将莲藕条裹上面糊放油锅里炸至表层变脆。另起锅加食用植物油烧热，倒入番茄酱，加醋、糖、水翻炒，入青椒条、番茄条，转小火，用水淀粉勾芡，倒入炸好的莲藕条，转旺火快速炒匀出锅。

【用法】佐餐食用。

【功效】滋阴补肾，利水消肿。适用于肾病患者。

挂霜核桃仁

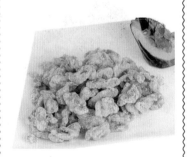

【原料】核桃仁 300 克，糖、食用植物油各适量。

【制法】将核桃仁放入沸水内浸泡 10 分钟，取出后用牙签挑去外皮。锅入油烧热，下核桃仁炸成淡黄色，待核桃仁轻浮于油面捞出，沥油。炒锅置火上，加入清水、糖烧沸，不停地搅动，待糖汁起稠、有黏丝时将锅离火，放入核桃仁拌匀，晾凉，入盘即可。

【用法】佐餐食用。

【功效】健脑补肾。适用于肾病患者。

韭菜炒鸭肠

【原料】白卤鸭肠200克，韭菜200克，胡萝卜50克，葱丝、盐、蚝油、糖、食用植物油各适量。

【制法】白卤鸭肠洗净，切成段。韭菜、胡萝卜分别用清水洗干净，均切成长段。净锅置火上，倒入油烧热，下葱丝炒出香味，再下入胡萝卜段、韭菜段同炒，加入盐、蚝油、糖调味。下入白卤鸭肠翻炒至熟，起锅装盘即可。

【用法】佐餐食用。

【功效】健肾强身。适用于肾病患者。

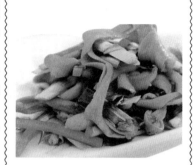

肉烧海参

【原料】水发海参200克，带皮五花肉200克，油菜心适量，姜片、葱段、盐、胡椒、料酒、糖、水淀粉、清汤、酱油、食用植物油各适量。

【制法】水发海参洗净，放入烧沸的清汤中煮至入味。五花肉洗净，煮熟，切块，入油锅中过油。油菜心烫熟放入盘中。往锅中放入五花肉，放入葱段，加入清汤、酱油、姜片、料酒、胡椒、盐、糖烧沸，打去浮沫，小火烧至发亮，去掉姜片、葱段。将海参与红烧肉放原汁中烧入味，用水淀粉勾芡，装盘即可。

【用法】佐餐食用。

【功效】补肾益精，壮阳疗痿。适用于肾病患者。

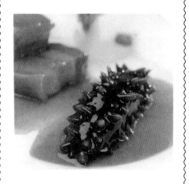

牛肉炒芦笋

【原料】牛肉200克，芦笋200克，姜丝、辣椒末、生抽、淀粉、料酒、盐各适量。

【制法】牛肉洗净，切丝，加盐、淀粉上浆。锅入油烧热，放入牛肉丝滑熟，捞出沥油。芦笋洗净，去皮，切条，焯水，沥干水分。锅内入油烧热，爆香姜丝、料酒。入牛肉丝、芦笋条，加生抽、盐翻炒，撒辣椒末即可。

【用法】佐餐食用。

【功效】消肿除湿，补虚健体，壮肾健腰。适用于肾病患者。

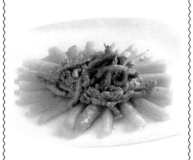

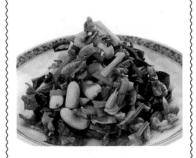

四宝菠菜

【原料】菠菜 150 克，核桃仁 100 克，瓜子仁、花生仁、十八街麻花末各 50 克，盐、醋各适量。

【制法】菠菜洗净，菠菜根切成小粒，菠菜叶切成小块。锅入水烧开，入菠菜焯 1 分钟，出锅，备用。将菠菜放入盆中，先撒上掰碎的核桃仁，再放少许瓜子仁、花生仁，最后撒上十八街麻花末，加盐、醋调味，搅拌均匀即可食用。

【用法】佐餐食用。

【功效】补钙健体，利水消肿。适用于肾病患者。

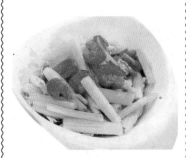

海米炒芹黄

【原料】芹菜黄 500 克，泡发海米 75 克，葱丝、姜丝、盐、料酒、香油、食用植物油各适量。

【制法】芹菜黄洗净，劈开切成长段。将芹菜黄段放入沸水中，余透捞出，放冷开水中透凉，控干水分。锅内放食用植物油烧热，放入葱丝、姜丝略炒，再放入海米继续炒，烹入料酒，倒入芹菜黄，加盐和香油调拌均匀，装盘即可。

【用法】佐餐食用。

【功效】平肝清热，祛风除湿，强肾利水。适用于肾病患者。

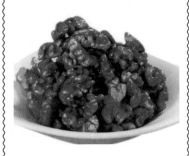

琥珀核桃

【原料】核桃仁 300 克，糖、食用植物油各适量。

【制法】往汤锅内加适量水烧开，放入核桃仁煮 10 分钟，捞出，沥干水分，备用。净炒锅置火上，倒入适量食用植物油，待油温烧至五成热，放入处理好的核桃仁炸至金黄色，捞出，沥油。炒锅内留少许底油，烧热，放入糖炒至溶化，加入核桃仁翻炒均匀，盛出晾凉即可。

【用法】佐餐食用。

【功效】补脑健体，补肾健脾。适用于肾病患者。

盐水花生芦荟

【原料】花生 300 克，芦荟叶肉 100 克，红椒 10 克，香菜叶、盐各适量。

【制法】花生洗净，放入清水锅中，用小火煨至酥碎，加盐调味，倒去花生汁水，装盘。香菜叶洗净。芦荟叶肉煮熟后取出切丁，铺摆在花生上。将红椒洗净，切成菱形片，点缀在花生、芦荟上，撒香菜叶即可。

【用法】佐餐食用。

【功效】消肿利尿，美容养颜。适用于肾病患者。

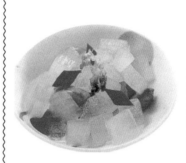

卷心菜炒粉丝

【原料】卷心菜 300 克，粉丝 75 克，鸡蛋 2 个，姜丝、干辣椒、盐、醋、花椒油、生抽、食用植物油各适量。

【制法】卷心菜洗净，切丝。粉丝用水泡软，切成 10 厘米长的段。干辣椒放入水中泡软，切丝。鸡蛋加盐调匀，下锅炒熟备用。锅入油烧至五成热，加入姜丝、干辣椒丝炒出香味，然后放入卷心菜丝，加适量醋，然后加入粉丝翻炒，加入适量生抽、少许盐，炒到没有水分时再倒入炒好的鸡蛋，拌匀，加入花椒油，翻匀出锅即可。

【用法】佐餐食用。

【功效】益肾填精，健脑强体。适用于肾病患者。

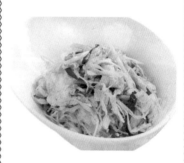

板栗玉米煲排骨

【原料】板栗、玉米各 100 克，猪排骨 450 克，红枣 50 克，枸杞 20 克，盐适量。

【制法】板栗去壳、皮，洗净，备用。红枣、玉米分别洗净，将玉米切成 3~4 厘米长的小段，备用。猪排骨处理干净，剁块，入沸水锅中氽一下，捞出，洗净血沫，沥干水分备用。往锅中加适量清水，放入板栗、红枣、玉米段、猪排骨块、枸杞，旺火烧开后转小火熬煮 2 小时，出锅时加盐调味即可。

【用法】佐餐食用。

【功效】和中益气，补肾健脾。适用于肾病患者。

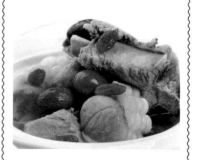

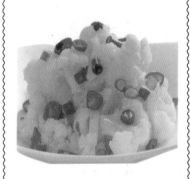

辣炝菜花

【原料】菜花 400 克，红杭椒段 30 克，葱花、盐、花椒粒、食用植物油各适量。

【制法】菜花掰小朵，洗净，放沸水锅中焯水，捞出过凉水，控干水分，放入盛器中。将红杭椒段、葱花一同放在处理好的菜花上。油锅烧热，放入花椒粒炸出香味，连油带花椒粒浇在菜花上，倒入锅中，盖上盖焖一下。最后用盐调味，翻拌均匀，出锅装盘即可。

【用法】佐餐食用。

【功效】缓解暑热，健肾利脾。适用于肾病患者。

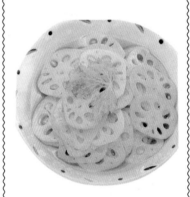

美容藕片

【原料】当归、黄芪各 15 克，何首乌 10 克，鲜藕片 120 克，葱花、姜末、香菜叶、盐、香油、食用植物油各适量。

【制法】将当归、黄芪、何首乌分别拣去杂质，洗净、晒干（或烘干），放入砂锅内，加入适量清水，旺火浓煎两次，每次 30 分钟，合并两次浓煎液，转小火煮至剩 40 毫升。锅入植物油烧热，放入葱花、姜末炝锅，加入藕片翻炒，倒入药汁及清水，略煮至藕片熟透，加入盐、调味，淋香油，撒香菜叶即可。

【用法】佐餐食用。

【功效】补益气血，利尿消肿。适用于肾病患者。

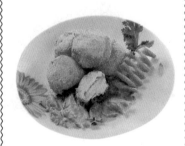

核桃豆腐丸

【原料】豆腐、核桃仁各 250 克，鸡蛋液、豆粉各 50 克，盐、淀粉、胡椒粉、食用植物油各适量。

【制法】将豆腐用勺子研碎，加入鸡蛋液、盐、淀粉、豆粉、胡椒粉、拌匀，制成丸子，每个丸子中间夹一个核桃仁。锅内入食用植物油，旺火烧至五六成热，下丸子炸熟即可。

【用法】佐餐食用。

【功效】健脑美容，健肾润肤。适用于肾病患者。

蜜汁三宝

【原料】红枣、花生、莲子各 100 克，蜂蜜、糖各适量。

【制法】莲子浸泡后去心。红枣洗净，去核。花生浸泡后去皮。取一只碗，放入红枣、莲子、花生，加入糖拌匀，放入蒸锅中蒸熟。净炒锅置火上，加入糖，放入清水熬制，然后加入适量蜂蜜混合熬成糖汁，再将蒸好的红枣、莲子、花生放入锅内浸泡至晾凉，装入盘中即可。

【用法】佐餐食用。

【功效】美容养颜，健肾利脾。适用于肾病患者。

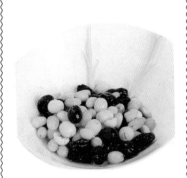

扒鲜芦笋

【原料】鲜芦笋 500 克，猪瘦肉 50 克，葱末、姜末、盐、香油、鸡汤、水淀粉、料酒、糖、食用植物油各适量。

【制法】鲜芦笋去掉老根、皮，洗净，放入沸水中焯烫捞出，控干水。猪瘦肉处理干净，切成小细丝，备用。锅入食用植物油烧至八成热，放入葱末、姜末爆香，烹入料酒，加入鸡汤、糖、猪瘦肉丝、芦笋，用旺火烧沸，用水淀粉勾芡，加入香油炒匀，出锅即可。

【用法】佐餐食用。

【功效】补血美容，健肾养胃。适用于肾病患者。

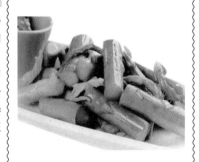

香辣茄子鸡

【原料】鸡腿 500 克，茄子 200 克，葱花、蒜末、水淀粉、辣豆瓣、食用植物油、醋、酱油、料酒、糖各适量。

【制法】鸡腿肉洗净，切块，加入料酒、酱油、水淀粉腌拌。茄子洗净，切滚刀块，放入盐水中浸泡，捞出沥干。将鸡肉块、茄子块分别过油，捞出沥油。锅入油烧热，下入蒜末、辣豆瓣、酱油、糖、醋、水淀粉、鸡肉块、茄子块烧至入味，撒上葱花，炒匀盛入煲中，小火烧片刻即可。

【用法】佐餐食用。

【功效】滋阴补肾，延缓衰老。适用于肾病患者。

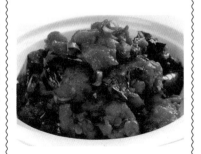

芝麻拌苦瓜

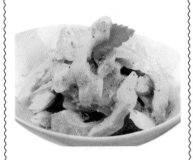

【原料】苦瓜 300 克，胡萝卜 10 克，盐、芝麻、醋、香油各适量。

【制法】苦瓜、胡萝卜分别洗净，切成薄片，放入盐水中浸泡，捞出沥水。炒锅烧热，放入芝麻，小火炒香，取出晾凉，碾碎，加少许盐拌匀，即成芝麻盐。将苦瓜片、胡萝卜片加醋、盐腌片刻，撒上芝麻盐，淋上香油即可。

【用法】佐餐食用。

【功效】解毒养肾，缓解暑热。适用于肾病患者。

肉段烧茄子

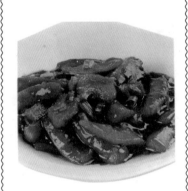

【原料】臀尖肉 400 克，胡萝卜片 30 克，鸡蛋 1 个，茄子 200 克，葱段、姜末、鲜汤、淀粉、食用植物油、香油、酱油、醋、盐各适量。

【制法】臀尖肉洗净，切块，加鸡蛋、淀粉挂糊。茄子洗净去皮，切成长条。用鲜汤、酱油、醋、盐、淀粉调成汁。锅入食用植物油烧热，放入臀尖肉块炸至表皮稍硬，捞出。锅留原油烧热，下入茄子复炸两遍。锅留油烧热，爆香葱段、姜末，放入胡萝卜片、肉块、茄子，加入调好的味汁熘炒，淋香油即可。

【用法】佐餐食用。

【功效】滋阴补肾，消炎和胃。适用于肾病患者。

干贝拌西兰花

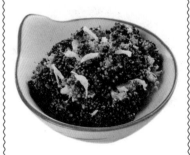

【原料】西兰花 250 克，干贝 50 克，姜片、葱段、料酒、食用植物油各适量。

【制法】西兰花洗净，掰小朵，入沸水中焯熟，捞起，冲凉，沥干水分。干贝用水浸泡并清洗净，加姜片、葱段、料酒、清水入笼蒸 2 小时，使干贝涨发，取出晾凉，搓成丝。西兰花加盐、熟植物油拌匀，撒干贝丝，充分拌匀后装盘即可。

【用法】佐餐食用。

【功效】解毒养肾，强身健体。适用于肾病患者。

淡菜拌菠菜

【原料】淡菜肉 500 克，菠菜 300 克，盐、干椒节、香油各适量。

【制法】淡菜肉洗净，放入清水中煮熟，捞出，沥干水分，备用。菠菜洗净，入开水中烫熟，取出，过凉，切段。净锅置火上烧热，倒入香油烧至七成热，放入干椒节炸至深褐色，浇在菠菜上，放入淡菜、盐拌匀即可。

【用法】佐餐食用。

【功效】补钙强骨，健肾利脾。适用于肾病患者。

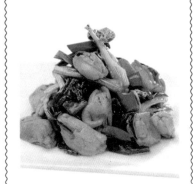

奶油西兰花

【原料】西兰花 300 克，奶油 50 克，牛奶 50 毫升，蒜末、盐、黄油各适量。

【制法】西兰花择成小朵，用流动的水冲洗干净，再用清水泡半小时。往锅内加水烧开，将西兰花焯水，捞出，过凉开水，沥干。锅里放入黄油烧至溶化，加入蒜末，倒入奶油、牛奶煮开，倒入西兰花翻匀，出锅前再加少许盐调味即可。

【用法】佐餐食用。

【功效】强肾润肤，延缓衰老。适用于肾病患者。

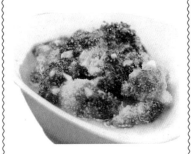

豌豆虾仁

【原料】虾仁 400 克，白菊花瓣 15 克，豌豆粒 10 克，葱末、姜末、蒜末、清汤、鸡蛋清、水淀粉、食用植物油、香油、料酒、盐各适量。

【制法】虾仁洗净，加鸡蛋清、盐、料酒、水淀粉，拌匀上浆。用清汤、料酒、盐、水淀粉调成味汁。将浆好的虾仁入油锅，炒至断生，捞出。锅内放少许油，放入葱末、姜末、蒜末炸出香味，放入豌豆粒、虾仁煸炒片刻，倒入味汁，快速翻炒至熟，淋入香油，撒白菊花瓣即可。

【用法】佐餐食用。

【功效】利便消肿，解乳石毒。适用于肾病患者。

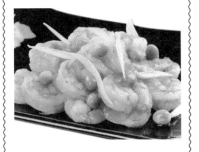

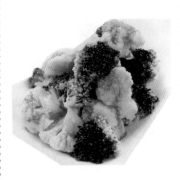

拌双花

【原料】菜花 200 克，西兰花 150 克，盐、醋、辣椒油各适量。

【制法】菜花掰成小块，洗净。西兰花掰成小块，洗净。将菜花、西兰花下入沸水锅中焯熟，放入凉水中过凉，捞出，沥水，放入盘中。将辣椒油、盐、醋倒入碗内调成汁，浇在菜花、西兰花上，拌匀即可。

【用法】佐餐食用。

【功效】强肾润肤，延缓衰老。适用于肾病患者。

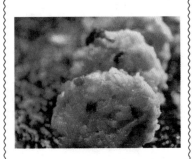

香煎藕球

【原料】莲藕 350 克，葱末、姜末、盐、料酒、蛋清、食用植物油各适量。

【制法】莲藕洗净，去皮，切成碎末，加入葱末、姜末、盐、料酒、蛋清搅匀，调成馅料。锅入食用植物油烧热，将调好的馅做成小饼状放入锅内煎至两面金黄色，出锅即可。

【用法】佐餐食用。

【功效】消肿利尿，补肾养颜。适用于肾病患者。

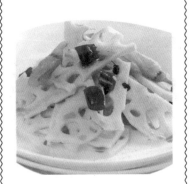

野山椒藕片

【原料】嫩莲藕 300 克，野山椒 100 克，干红辣椒 10 克，姜末、花椒油、食用植物油、醋、糖、盐各适量。

【制法】莲藕去皮，洗净，切片。锅入清水，加入盐、食用植物油烧开，放入藕片焯熟，捞出，沥干水分，备用。野山椒剁碎。锅入油烧热，放入姜末、野山椒碎炒香，下入藕片，加盐、糖、醋调味，淋入花椒油炒匀即可。

【用法】佐餐食用。

【功效】消肿利尿，补肾养颜。适用于肾病患者。

油泼双丝

【原料】莴笋、胡萝卜各 200 克，干辣椒丝、菜籽油、糖、盐各适量。

【制法】莴笋、胡萝卜洗净，去皮，切丝。将莴笋丝、胡萝卜丝入沸水中焯水，捞出，冲凉，加盐、糖调味，拌匀，摆放盘中，撒上干辣椒丝。炒锅上火烧热，放入菜籽油烧开，趁热淋在莴笋丝、胡萝卜丝上，拌匀出锅装盘即可。

【用法】佐餐食用。

【功效】消肿利尿，补肾养颜。适用于肾病患者。

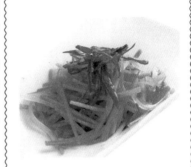

春季杂锦菜

【原料】胡萝卜、水发银耳、水发黑木耳、草菇、荷兰豆、百合各 50 克，葱末、姜末、盐、食用植物油各适量。

【制法】水发银耳、水发黑木耳分别洗净，切块。草菇、胡萝卜分别洗净，切片。荷兰豆洗净，两头切 V形。锅内加油烧热，爆香葱末、姜末，放入荷兰豆、胡萝卜、银耳、黑木耳，用中火炒片刻，加入草菇、百合炒匀，放盐调味即可。

【用法】佐餐食用。

【功效】消肿利尿，补肾养颜。适用于肾病患者。

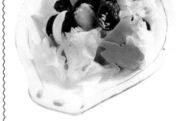

何首乌炒猪肝

【原料】何首乌20 克，猪肝 250 克，水发黑木耳、青椒片各 25 克，净油菜叶 40 克，盐、酱油、料酒、食用植物油各适量。

【制法】猪肝处理干净，切成薄片。何首乌洗净，放入砂锅中，加水煮成浓汁，加酱油、盐、料酒拌匀。锅入食用植物油烧热，放入猪肝炒至八成熟，倒入何首乌汁炒匀，加入油菜叶、黑木耳、青椒片炒熟即可。

【用法】佐餐食用。

【功效】补血益气，健肾养肝，乌发强骨。适用于肾病患者。

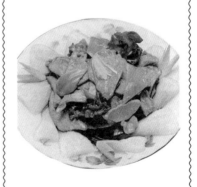

第四节　汤肴饮食方

汤肴是以肉类、禽蛋类、水产类以及蔬菜类原料为主体，加入一定量的药物，经煎煮浓缩而制成的较稠厚的汤液。

何首乌猪肝汤

【原料】何首乌 20 克，猪肝 250 克，姜片、葱段、盐、淀粉、胡椒粉、酱油、料酒、食用植物油各适量。

【制法】何首乌洗净，放入砂锅中，加适量清水煮 30 分钟，去渣，留汁。猪肝洗净，切成薄片，放入碗中，加入淀粉、酱油、料酒、盐抓匀上浆。锅入食用植物油烧热，爆香姜片、葱段，倒入何首乌液，再加入适量清水，旺火煮沸，放入猪肝片煮熟，加入少许盐、胡椒粉调味，出锅即可。

【用法】佐餐食用。

【功效】补血益气，健肾养肝，养颜美容。适用于肾病患者。

莲藕陈皮炖乳鸽

【原料】净乳鸽 1 只，莲藕半根，红枣 6 粒，老姜、陈皮、盐各少许。

【制法】将莲藕洗净，切成均匀大块。陈皮洗净，老姜切片。乳鸽去油脂，放入开水锅中汆烫后捞出；红枣洗净去核。将所备原料放入开水锅中，慢火煲约 3 小时，加盐调味即可。

【用法】佐餐食用。

【功效】补肾养血，健脾开胃。适用于肾病患者。

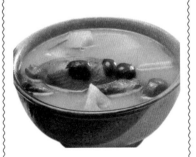

板栗老鸭煲

【原料】板栗 200 克，老鸭 500 克，冬瓜 100 克，姜片、葱花、盐、陈皮、枸杞各适量。

【制法】板栗洗净。老鸭冲洗干净，切块，入沸水汆水，捞出洗净。陈皮、枸杞泡软。冬瓜洗净，去皮，切薄片。往锅中放清水，将老鸭块、板栗、冬瓜、陈皮和姜片放入锅中，用旺火煮开后改小火煮 3 小时，加入盐，撒上枸杞、葱花即可。

【用法】佐餐食用。

【功效】清热解毒，利水补肾。适用于肾病患者。

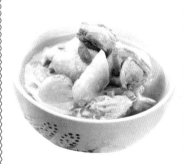

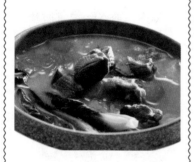

番茄银耳炖乳鸽

【原料】净乳鸽 1 只，番茄 150 克，水发银耳 75 克，油菜 50 克，葱花、姜片、盐、料酒、醋、清汤、香油、食用植物油各适量。

【制法】将乳鸽洗净，剁成 3 厘米见方的块。银耳撕成小块，番茄洗净切块，油菜洗净切段。锅内添入清水烧开，下乳鸽块焯透捞出。炒锅注油烧热，下葱花、姜片炒香，烹入料酒，注入清汤，放入乳鸽块、银耳炖至熟烂，再放入番茄块、油菜略烧，加盐、醋、调味，滴入香油，装盘即可。

【用法】佐餐食用。

【功效】温补五脏，延缓衰老。适用于肾病患者。

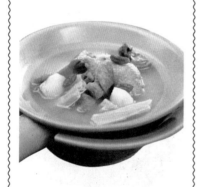

马蹄炖老鸭

【原料】老鸭半只，马蹄 60 克，腐竹 30 克，枸杞、姜片、葱段、盐、料酒各适量。

【制法】马蹄洗净，去皮，切块。腐竹泡好后切段。老鸭斩块，放入沸水中氽水，捞出，用流动的水冲去血污。往砂锅加水，放入老鸭、姜片、葱段、料酒，中火炖 20 分钟，改小火炖 1 小时，加入马蹄、腐竹炖至入味，加盐调味，撒上枸杞即可。

【用法】佐餐食用。

【功效】滋阴养肾，清肺解热。适用于肾病患者。

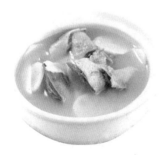

鸽肉山药玉竹汤

【原料】鸽肉 500 克，玉竹 25 克，山药 30 克，盐少许。

【制法】将鸽肉洗干净，切成小块。山药洗净，去皮，切片。将鸽肉块、玉竹、山药片一起放入砂锅内，加入适量水，先用旺火烧开，再用小火慢炖至鸽肉熟烂，加入盐稍炖入味即可。

【用法】佐餐食用。

【功效】益气补血，补肝壮肾。适用于肾病患者。

冬虫夏草煲乳鸽

【原料】净乳鸽1只，海参50克，冬虫夏草25克，红枣6个，老姜、盐各适量。

【制法】将乳鸽用开水汆烫后待用。海参泡发后洗净，冬虫夏草洗净，红枣洗净去核，姜切片。将所备原料放入开水锅中，慢火煲约3小时，加盐调味即可。

【用法】佐餐食用。

【功效】补肾益气，延缓衰老。适用于肾病患者。

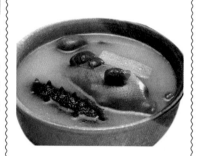

椰香乳鸽

【原料】椰子1个，乳鸽1只，姜、盐各适量。

【制法】乳鸽斩块，放入沸水锅中汆水，捞出，洗净血污。椰子洗净，切去头做成盅。姜洗净，切片待用。将乳鸽、姜片放入椰子盅内，往锅中加入水，将椰子隔水炖，旺火烧开后转用小火煲炖35分钟，加入盐调味即可。

【用法】佐餐食用。

【功效】解毒养肾，生津止渴。适用于肾病患者。

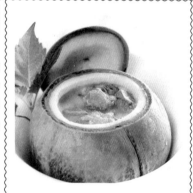

酸菜土豆片汤

【原料】土豆300克，酸菜150克，葱末、姜末、盐、鲜汤、食用植物油各适量。

【制法】酸菜洗净，切成大段，待用。土豆削去外皮，洗干净，切成大片，待用。净炒锅置火上烧热，倒入适量食用植物油烧至五成热，放入葱末、姜末炒出香味，放入酸菜段再次炒出香味，加入鲜汤，用旺火烧沸，然后下土豆片，转小火慢慢煮熟，加入适量盐调味，出锅装盘即可。

【用法】佐餐食用。

【功效】除湿利水，益气调中，养肾和胃。适用于肾病患者。

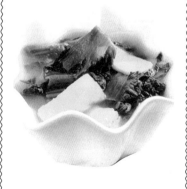

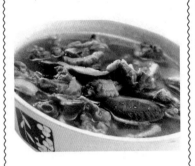

核桃乳鸽煲

【原料】净乳鸽 1 只，核桃仁 250 克，香菇 3 朵，盐少许。

【制法】将核桃仁、香菇分别用清水浸透洗净，乳鸽去油脂，剁成块洗净，用开水汆烫后待用。将所备原料放入汤煲，添入适量清水，烧开去浮沫，转小火煲约 2 小时至熟烂，加盐调味即成。

【用法】佐餐食用。

【功效】补肾益精。适用于肾病患者。

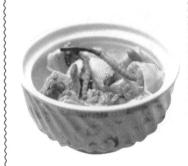

冬虫夏草老鸭汤

【原料】冬虫夏草 10 克，老鸭 1 只，枸杞 10 克，葱段、姜片、盐各适量。

【制法】冬虫夏草洗净。老鸭处理干净、剁块，入沸水中焯一下，捞出用清水冲洗。枸杞洗净。往炖锅中加适量清水，放入葱段、姜片、鸭肉块、枸杞，旺火煮沸。放入冬虫夏草，改小火炖至鸭肉块熟烂，加入适量盐调味即可。

【用法】佐餐食用。

【功效】补肺益肾，化痰止咳。适用于肾病患者。

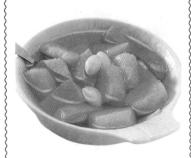

银杏南瓜汤

【原料】南瓜 300 克，银杏 50 克，枸杞 20 克，淡奶 30 毫升，盐、高汤各适量。

【制法】南瓜去瓤，洗净，带皮切成大块。枸杞、银杏分别洗净，枸杞放入清水中浸泡片刻，待用。汤锅置火上，倒入适量高汤，加淡奶搅匀，用旺火烧开，放入切好的南瓜块、银杏，加入盐调味，再用旺火煮开，转小火煮 40 分钟，放入枸杞稍煮片刻，出锅即可。

【用法】佐餐食用。

【功效】补中益气，补肾健脾。适用于肾病患者。

银耳杏仁鹌鹑汤

【原料】净鹌鹑1只，瘦肉50克，银耳、北杏仁、南杏仁各25克，无花果2个，姜2片，盐少许。

【制法】将银耳用清水泡发洗净，北杏仁、南杏仁、无花果洗净。瘦肉切厚片，与鹌鹑分别放入沸水锅中焯过。锅中放入所备原料及适量清水烧沸，小火煲约3小时，加盐调味即可。

【用法】佐餐食用。

【功效】补益五脏，强筋壮骨。适用于肾病患者。

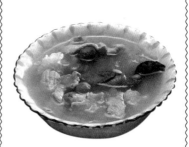

鲜虾丝瓜鱼汤

【原料】鲜虾200克，玉米笋、丝瓜各50克，葱末、虾酱、鱼露、清汤、盐各适量。

【制法】鲜虾去除头、壳，挑去虾线，洗净。丝瓜去籽，洗净，切块。玉米笋洗净。将虾酱、鱼露放入一个容器内捣匀成酱汁。往汤锅内加适量清汤烧沸，放入所有原料煮沸，加入捣好的酱汁炖10分钟，调入盐，撒上葱末即可。

【用法】佐餐食用。

【功效】补肾壮腰。适用于肾病患者。

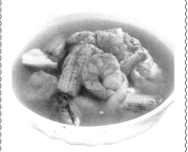

墨鱼蛤蜊鲜虾汤

【原料】墨鱼、蛤蜊、鲜虾各200克，姜片、盐各适量。

【制法】墨鱼撕去表皮，清洗净，从内侧切花刀。鲜虾去虾线，洗净。蛤蜊用水浸泡，待吐出沙后，洗净备用。往汤锅内加清水，放入墨鱼、蛤蜊、鲜虾、姜片，以文火煮熟，加盐调味即可。

【用法】佐餐食用。

【功效】补肾壮阳。适用于肾病患者。

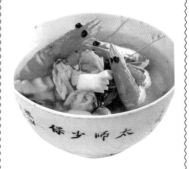

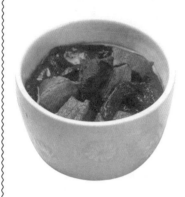

黄精炖猪肉

【原料】黄精30克，猪肉200克，葱段、姜片、料酒、胡椒粉、盐各适量。

【制法】黄精洗净，切片。猪肉洗净，切块。往锅中加水、黄精、猪肉、葱段、姜片、料酒、盐煮沸，改小火炖至猪肉熟烂，拣去葱段、姜片，加胡椒粉调味即可。

【用法】佐餐食用。

【功效】补肾益精，润肺养胃。适用于肾病患者。

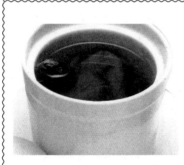

红枣鹌鹑汤

【原料】净鹌鹑2只，红枣15枚，陈皮、老姜各2片，盐少许。

【制法】将鹌鹑焯过备用。红枣洗净去核，陈皮泡软。将所备原料放入炖盅内，添入适量水，慢火炖约3小时，加盐调味即成。

【用法】佐餐食用。

【功效】养血安神，补脾健肾。适用于肾病患者。

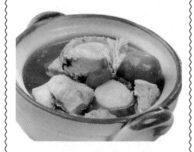

瘦肉煲干鲍鱼

【原料】发好鲍鱼10只，夏枯草50克，猪瘦肉250克，桂圆肉30克，香菜叶10克，葱段、姜片、盐、料酒、鲜汤各适量。

【制法】猪瘦肉处理干净，切成块，放入开水中氽烫，用清水洗净血污。香菜叶洗净，鲍鱼洗净。将发好鲍鱼、猪肉块一起放入砂锅中，加葱段、姜片、桂圆肉、夏枯草、料酒、鲜汤用旺火烧开，改用中火，继续煲1.5小时左右，加入少许盐调味，出锅撒上香菜叶即可。

【用法】佐餐食用。

【功效】补肾安神，健脑益智。适用于肾病患者。

木瓜花生红枣汤

【原料】木瓜 750 克，花生 150 克，红枣 5 枚，糖适量。

【制法】木瓜去皮、籽，切块。花生、大枣分别洗净。将木瓜、花生、大枣和适量清水放入煲内，放入糖，待水滚后改小火煲 2 小时即可饮用。

【用法】佐餐食用。

【功效】补脾健胃，补肾壮腰。适用于肾病患者。

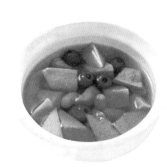

南瓜排骨汤

【原料】南瓜 200 克，排骨 100 克，葱花、盐、花椒粉、醋、食用植物油各适量。

【制法】南瓜去皮、瓤，洗净，切块。排骨洗净，剁成 5 厘米左右的段，放入沸水锅中氽透，捞出。另取锅入食用植物油烧热，放入排骨段、葱花和花椒粉略炒，倒入清水，煮至排骨熟烂后放入南瓜块煮熟，用盐调味，淋少许醋即可。

【用法】佐餐食用。

【功效】补中益气，补肾健脾。适用于肾病患者。

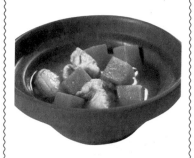

花旗参炖老鸽

【原料】净老鸽 2 只，猪瘦肉 100 克，花旗参 50克，枸杞 25 克，老姜 3 片，料酒、盐各适量。

【制法】将老鸽去油脂，花旗参、枸杞子洗净。猪瘦肉洗净切块，与老鸽一起放入沸水锅中氽烫，捞出沥干水分。将所备原料放入砂锅，加入料酒、姜片及足量水，大火烧开后转慢火炖约 3 小时，加盐调味即可。

【用法】佐餐食用。

【功效】养颜明目，补肾益气。适用于肾病患者。

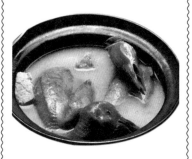

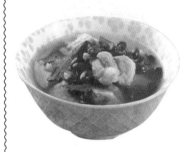

杜仲黑豆排骨汤

【原料】杜仲 10 克，黑豆 100 克，排骨 300 克，葱段、姜片、盐、食用植物油各适量。

【制法】排骨洗净，切块，放入沸水锅中汆烫。杜仲、黑豆分别洗净。锅入食用植物油烧热，入葱段、姜片爆香，放排骨块稍炒，倒入砂锅中。加入适量清水，放入杜仲、黑豆旺火煮沸，改小火炖至排骨熟烂，加入适量盐调味，出锅即可。

【用法】佐餐食用。

【功效】强筋安胎，补肾壮腰。适用于肾病患者。

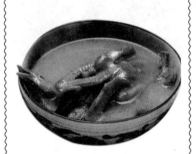

杜仲参芪煲乳鸽

【原料】净乳鸽 1 只，杜仲 25 克，北芪、党参各 15 克，老姜、盐各适量。

【制法】将乳鸽用开水汆烫后备用。杜仲、北芪、党参洗净，姜切片。将所备原料放入开水锅中，慢火煲约 3 小时，加盐调味即可。

【用法】佐餐食用。

【功效】补肾壮阳，强筋健骨。适用于肾病患者。

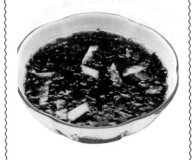

紫菜黄瓜汤

【原料】紫菜 50 克，黄瓜 20 克，盐、香油各适量。

【制法】把紫菜泡在清水中泡开，洗净。将紫菜、黄瓜放入煮开的水中，放入盐调味，旺火烧开，最后滴入香油搅匀，出锅即可。

【用法】佐餐食用。

【功效】软坚散结，清热化痰。适用于肾病患者。

牛奶鲫鱼汤

【原料】净鲫鱼 400 克，豆腐 200 克，牛奶 90 毫升，姜丝、葱花各少许，盐少许。

【制法】将洗净的豆腐切小方块。用油起锅，放入处理干净的鲫鱼，用小火煎片刻，至散出香味，翻转鱼身，再煎片刻，至两面断生盛出，装入盘中，待用。锅中注水烧开，放入姜丝、鲫鱼、盐，搅匀，撇去浮沫，用中火煮约 3 分钟，至鱼肉熟软，放入豆腐块，拌匀，倒入牛奶，搅拌匀，用小火煮约 2 分钟，至豆腐入味盛出，撒葱花即成。

【用法】佐餐食用。

【功效】滋阴清热，利水消肿，滋补肝肾。适用于肾病患者。

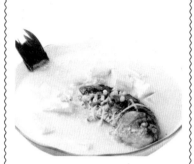

腐竹甲鱼汤

【原料】甲鱼 300 克，川贝母 50 克，腐竹 150 克，葱段、姜片、盐各适量。

【制法】将甲鱼去壳及内脏，取肉，洗净，切成块。川贝母、腐竹洗净。再将腐竹放在冷水中泡软，切小段。锅入清水，放入甲鱼块、川贝母、腐竹段、葱、姜煮沸，改中火持续煨至甲鱼熟烂，加盐调味即可。

【用法】佐餐食用。

【功效】滋阴养肾，补益调中。适用于肾病患者。

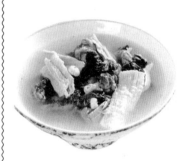

白果鸡汤

【原料】净嫩鸡 1 只，白果仁 50 克，枸杞 15 克，当归、黄芪各 5 克，姜片、盐各适量。

【制法】将鸡洗净，剁成块，白果仁用清水泡软。锅中放入当归、黄芪、枸杞、适量水烧开，用小火熬半小时，去渣取汁。将仔鸡放入炖锅，倒入熬好的药汁，加入白果仁、姜片，大火烧开，转慢火炖 3 小时，加盐调味即可。

【用法】佐餐食用。

【功效】补肾利尿，通畅血脉。适用于肾病患者。

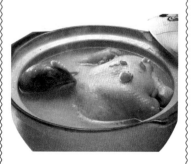

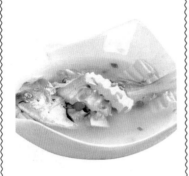

鲳鱼汤

【原料】鲳鱼 1 条，豆腐 50 克，葱花、姜丝、食用植物油、枸杞、盐各适量。

【制法】鲳鱼去内脏，去鳞，刮洗干净。豆腐洗净，切方块。枸杞用温水泡洗。锅中加食用植物油烧热，入姜丝爆香，倒入适量清水煮开，放入鲳鱼、豆腐再次煮开，以文火煮至鱼熟烂。加盐调味，投入枸杞，撒上葱花，出锅即可。

【用法】佐餐食用。

【功效】益气养血，补肾益精。适用于肾病患者。

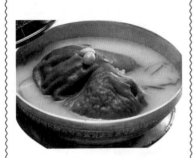

芡实白果猪肚汤

【原料】猪肚 300 克，芡实 150 克，白果 50 克，陈皮、盐各少许。

【制法】将猪肚洗净，用盐揉搓除去异味。白果去壳取肉，芡实、陈皮分别洗净。将所备原料全部放入开水锅中，中火煲约 3 小时，加盐调味即可。

【用法】佐餐食用。

【功效】健脾止泻，固肾涩精。适用于肾病患者。

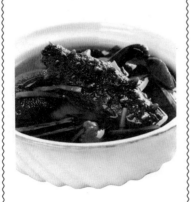

海参牛肝菌汤

【原料】牛肝菌 150 克，水发海参 150 克，韭菜段 20 克，清汤、胡椒粉、盐各适量。

【制法】牛肝菌洗净杂质，用沸水焯烫。水发海参洗净，用开水略烫。往锅中加清汤烧开，放入牛肝菌煮 2 分钟，用盐、胡椒粉调味，最后放海参烧开，撒韭菜段出锅即可。

【用法】佐餐食用。

【功效】补肾益精。适用于肾病患者。

青瓜煮鱼片

【原料】青瓜 350 克，鲈鱼肉 300 克，皮蛋 1 个，姜丝、香菜段、盐、高汤、胡椒粉、香油、料酒、糖、食用植物油各适量。

【制法】鲈鱼肉洗净，切片。青瓜去皮、瓤洗净，切片。皮蛋去壳，切块。锅入食用植物油烧热，放入姜丝爆香，加入料酒、高汤、盐、糖、青瓜片、皮蛋煮 3 分钟，入鲈鱼片续煮，撒胡椒粉、香菜段，淋香油即可。

【用法】佐餐食用。

【功效】补血养肾，利水消肿。适用于肾病患者。

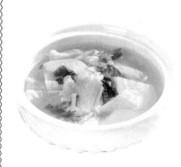

雪梨瘦肉汤

【原料】瘦肉 400 克，雪梨 100 克，蜜枣 6 颗，鲜百合、胡萝卜、姜片、盐各适量。

【制法】将瘦肉切成丁；雪梨洗净，去核切成块；胡萝卜洗净，切成片；鲜百合洗净分瓣。锅中添适量清水，放入瘦肉、雪梨、蜜枣、胡萝卜、姜片烧开，用中小火炖 40 分钟，起锅即可。

【用法】佐餐食用。

【功效】清热镇静，稳定血压，补肾精，充胃汁。适用于肾病患者。

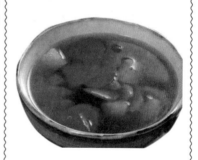

蛤蜊丝瓜汤

【原料】丝瓜 100 克，蛤蜊 250 克，红辣椒 50 克，葱花、胡椒粉、食用植物油各适量。

【制法】将蛤蜊加盐水使其吐净泥沙，洗干净，备用。丝瓜去皮，切滚刀块。红辣椒洗净，切条。锅中加食用植物油烧热，放入葱花，加入蛤蜊略炒，再加丝瓜块略炒，加入清水，煮至蛤蜊开口，放入红辣椒条，再加胡椒粉调味即可。

【用法】佐餐食用。

【功效】润五脏，止消渴。适用于肾病患者。

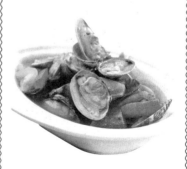

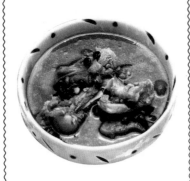

枸杞羊骨黑豆汤

【原料】羊骨 250 克，红枣 20 枚，枸杞 15 克，黑豆 30 克，盐少许。

【制法】羊骨洗净，砸碎，下沸水锅余水，捞出。枸杞放入温水中浸泡，洗净。红枣、黑豆挑去杂质，放入清水中浸泡 2 小时，洗净。净锅置火上烧热，放入黑豆，倒入适量清水用旺火烧开，加入羊骨块、枸杞、红枣，转小火煮至烂熟，加入盐调味，出锅即可。

【用法】佐餐食用。

【功效】滋补肝肾，益精明目。适用于肾病患者。

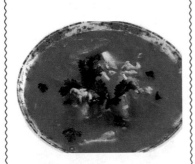

番茄肉丝汤

【原料】番茄 150 克，猪肉 100 克，葱末、姜丝、盐、香油、食用植物油各适量。

【制法】将猪肉洗净，切成丝。番茄洗净去皮，切成小块。炒锅注油烧至四成热，下葱末、姜丝炝锅，随即放入肉丝、番茄块及适量水，旺火烧开片刻，滴入香油，加盐调味，起锅即成。

【用法】佐餐食用。

【功效】滋阴补肾，抗衰老。适用于肾病患者。

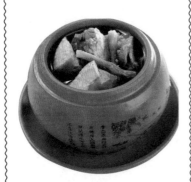

四君子炖鸭汤

【原料】肥鸭 1 只，党参 15 克，茯苓、白术各 10 克，炙甘草 6 克，葱、姜、料酒、鲜汤、盐各适量。

【制法】肥鸭宰杀后去毛、内脏，洗净备用。党参、茯苓、白术、炙甘草用纱布包好制成药包。将药包放入鸭腹内，然后把整鸭放入瓦罐中，加所有调料，用湿棉纸封住罐口，入笼中蒸熟，去除棉纸、药袋，取出鸭切成块，装回瓦罐中，上桌即可。

【用法】佐餐食用。

【功效】补中益气，健肾益肺。适用于肾病患者。

莲藕黄豆排骨汤

【原料】猪肋骨 200 克，莲藕、黄豆各 50 克，香菜末、葱段、姜片、盐、胡椒粉各适量。

【制法】将猪肋骨剁成小段，氽过，捞出；莲藕去皮，切成小块；黄豆洗净泡发。砂锅中放入排骨、葱段、姜片及适量水，中火煮至熟软，拣去葱、姜，放入藕块、黄豆，小火煨至肉离骨、汤汁白，加盐、胡椒粉调味，撒上香菜末即成。

【用法】佐餐食用。

【功效】养血通络，调补肾气。适用于肾病患者。

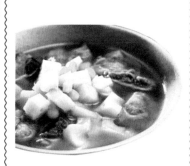

苦瓜薏米排骨汤

【原料】排骨段 200 克，苦瓜 100 克，水发薏米 90 克，姜片 10 克，盐少许，料酒 8 毫升。

【制法】将苦瓜洗净去除瓜瓤，瓜肉切小段，放入碗中，备用。锅中注水烧开，倒入排骨段、料酒，搅拌匀，煮约半分钟至沸，撇去浮沫，捞出待用。锅中注水烧开，放入排骨段、姜片、薏米、料酒，略微搅拌，煮沸后转小火煮约 30 分钟，至排骨七成熟，倒入苦瓜续煮至食材熟透，加盐搅匀，略煮片刻至汤汁入味即成。

【用法】佐餐食用。

【功效】利水渗湿，补肾健脾。适用于肾病患者。

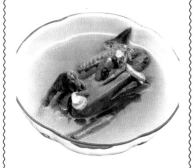

枸杞山药煲肉鸽

【原料】肉鸽 1 只，枸杞、山药各 50 克，玫瑰花 10 克，盐、酱油、料酒、香油各适量。

【制法】枸杞放入温水中浸泡，洗净。山药去皮，洗净，切成片。玫瑰花洗净。肉鸽处理干净。取高压锅，加入适量清水，放入肉鸽、枸杞、山药块旺火烧开，加入盐、酱油、料酒调味，煲熟后淋入香油，出锅即可。

【用法】佐餐食用。

【功效】滋补肝肾，益精明目。适用于肾病患者。

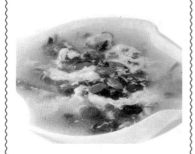

马齿苋鸡蛋汤

【原料】马齿苋 120 克，鸡蛋 1 个，枸杞、葱花、盐少许，食用植物油适量。

【制法】将鸡蛋打入碗中，打散调匀，备用。锅中注水烧开，放入枸杞、盐、食用植物油、马齿苋，搅拌匀，煮 2 分钟，至食材熟软，将蛋液倒入锅中，搅散，放入葱花，搅拌匀即可。

【用法】佐餐食用。

【功效】清热解毒，滋阴补肾，提神补气。适用于肾病患者。

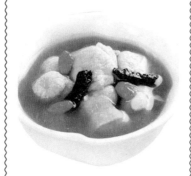

枸杞生地羊肾汤

【原料】羊肾 350 克，生地黄、杜仲、核桃仁、枸杞各适量，食用植物油、姜片、盐各适量。

【制法】羊肾洗净，从中间切为两半，除去白色脂膜，再次洗干净，切片。将核桃仁浸于沸水中片刻，捞出除去表皮。生地黄、枸杞冲洗干净。锅入油烧热，放入羊肾片，加姜片翻炒片刻，加水适量，放入枸杞、生地黄、核桃仁、杜仲，加盐调味，烧开后改文火将羊肾炖至熟烂即可。

【用法】佐餐食用。

【功效】明目养血，滋补肝肾。适用于肾病患者。

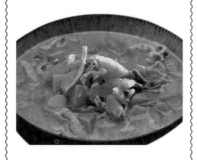

南瓜豌豆肉丝汤

【原料】豌豆、南瓜各 100 克，猪肉丝 75 克，番茄 50 克，蒜末、香菜段、盐、清汤、食用植物油各适量。

【制法】将南瓜洗净去皮、瓤，切成小块；番茄洗净去皮，切成菱形块。炒锅注油烧至五成热，下猪肉丝、蒜末炒香，放入南瓜、豌豆炒至断生，用勺捣碎。添入清汤烧开，转小火煮至浓稠，加入番茄、盐调味，撒上香菜段，搅匀即可。

【用法】佐餐食用。

【功效】预防高血压，养肝健肾。适用于肾病患者。

酸菜鱼

【原料】鲤鱼肉 500 克，四川酸菜 200 克，香菜段、红泡椒、蛋清、姜片、蒜片、野山椒、胡椒粉、水淀粉、盐各适量。

【制法】四川酸菜切片。鲤鱼肉切片，加盐、胡椒粉、蛋清、水淀粉抓匀。锅入油烧热，下入野山椒、红泡椒、姜片爆香，放入四川酸菜，倒入清水，加盐、胡椒粉烧开，下入鱼片煮熟，撒蒜片、香菜段即可。

【用法】佐餐食用。

【功效】益气健脾，滋阴养血。适用于肾病患者。

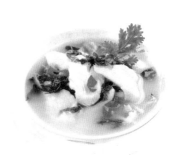

红枣猪肝香菇汤

【原料】猪肝 200 克，水发香菇 60 克，红枣 20 克，枸杞 8 克，姜片少许，鸡汁 8 毫升，料酒 8 毫升，盐少许。

【制法】将香菇洗净切成小块；处理好的猪肝切成片，备用。锅中注水烧开，倒入猪肝，搅拌匀，煮沸，氽去血水，捞出待用。锅中注入适量清水烧开，放入香菇、红枣、枸杞、姜片、料酒、鸡汁、盐拌匀盛出，装入盛有猪肝的碗中，转入烧开的蒸锅中，用小火蒸 1 小时，至食材熟透取出即可。

【用法】佐餐食用。

【功效】滋阴补血，清热解毒。适用于肾病患者。

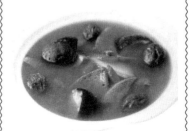

南瓜莲子汤

【原料】小南瓜 1 个，莲子 50 克，巴戟天 25 克，老姜 3 片，糖、盐各适量。

【制法】将莲子洗净泡软；南瓜洗净去皮、瓤，切成大块。将全部原料放入开水锅中，小火煮约 2 小时，加入糖，大火煮 10 分钟，加盐调味即可。

【用法】佐餐食用。

【功效】健脾补肾，益气生津。适用于肾病患者。

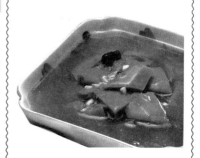

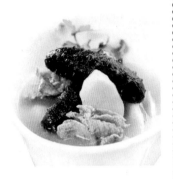

山药羊肉海参汤

【原料】水发海参 300 克，羊肉 250 克，山药 180 克，葱段、姜片、盐各适量。

【制法】海参洗去肚里泥沙，切片。羊肉、山药分别处理干净，切成薄片，备用。往锅内入水烧开，加入葱段、姜片煮 2 分钟，放入海参、羊肉片、山药片，旺火煮 10 分钟，加入盐调味，出锅即可。

【用法】佐餐食用。

【功效】补肾益精。适用于肾病患者。

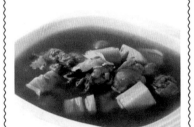

黑豆莲藕鸡汤

【原料】水发黑豆 100 克，鸡肉 300 克，莲藕 180 克，姜片、盐各少许，料酒 5 毫升。

【制法】将莲藕洗净去皮切成片，再切成丁；鸡肉洗净斩小块。锅中注入适量清水烧开，倒入鸡块，搅拌片刻，再煮片刻，去除血水后捞出待用。砂锅中注水烧开，放入姜片、鸡块、黑豆、藕丁、料酒，大火煮沸后用小火煮约 40 分钟，至食材熟透，加入盐搅匀调味，续煮至食材入味，盛出即可。

【用法】佐餐食用。

【功效】补肾养肾，滋阴凉血。适用于肾病患者。

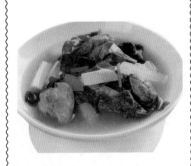

淡菜萝卜豆腐汤

【原料】淡菜 60 克，萝卜 40 克，豆腐 100 克，枸杞、干蘑菇、芹菜叶碎各 10 克，盐、食用植物油各适量。

【制法】淡菜泡发，去除杂质，洗净。干蘑菇泡发，洗净。枸杞洗净。萝卜洗净，切条。豆腐洗净，切成条。油锅烧热，下淡菜略微翻炒，加清水旺火烧开，移入砂锅里，中火烧开后小火炖 30 分钟。另起一锅烧开水，放入萝卜条略烫，与枸杞一起倒入砂锅，炖至萝卜熟烂，放入豆腐条、蘑菇，加盐，开锅后再用微火炖 30 分钟，撒上芹菜叶碎即可。

【用法】佐餐食用。

【功效】益血填精。适用于肾病患者。

豆腐紫菜鲫鱼汤

【原料】鲫鱼 300 克，豆腐 90 克，水发紫菜 70 克，姜片、葱花、盐少许，料酒、胡椒粉、食用植物油各适量。

【制法】将豆腐切小方块装入盘中，待用。用油起锅，放入姜片爆香，放入处理干净的鲫鱼，煎出焦香味，翻面煎至呈焦黄色，放入料酒、清水、盐拌匀煮沸，再煮 3 分钟至熟，倒入豆腐、紫菜、胡椒粉拌匀，煮 2 分钟至食材熟透。把鲫鱼盛入碗中，倒入余下的汤，撒上葱花即可。

【用法】佐餐食用。

【功效】软坚散结，清热化痰。适用于肾病患者。

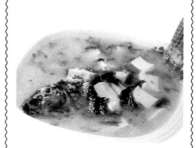

山茱萸核桃猪腰汤

【原料】山茱萸 12 克，核桃仁 30 克，猪腰 1 个，姜片、盐各适量。

【制法】山茱萸洗干净。猪腰处理干净，切成腰花。往砂锅中加适量清水，放入山茱萸、核桃仁、腰花、姜片，旺火煮沸，改小火炖 30 分钟。至腰花熟后，加少许盐调味即可。

【用法】佐餐食用。

【功效】健肾利脾，行水消肿。适用于肾病患者。

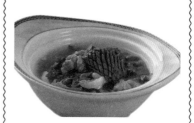

芡实莲子煲猪心

【原料】猪心 270 克，水发莲子 50 克，水发芡实 60 克，蜜枣、枸杞、姜片适量，盐少许，料酒适量。

【制法】将猪心洗净切开，去除油脂，切成块。锅中注水烧开，倒入猪心拌匀，加入料酒拌匀，煮 1 分钟，余去血渍，撇去浮沫，捞出待用。锅中注水烧热，放入莲子、芡实、姜片、蜜枣，调至中火，煮 10 分钟，倒入猪心，拌匀，煮开后用小火煮 1 小时至食材熟透，倒入枸杞拌匀，加盐拌匀至食材入味即可。

【用法】佐餐食用。

【功效】补中益气，养心安神，滋肾壮阳。适用于肾病患者。

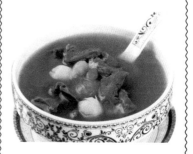

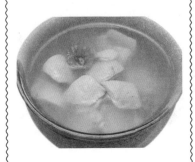

墨鱼炖核桃仁

【原料】墨鱼 300 克，核桃仁 10 克，盐、香油各适量。

【制法】将墨鱼放水中浸泡 3 小时，去鱼骨、内脏，洗净，切片。将核桃仁放入清水中浸泡，洗净，切成块。净锅置火上烧热，将处理好的墨鱼片与核桃仁块一同放入锅内，加入适量清水，用旺火烧沸，再改用小火煮熟，加入盐和香油调味，出锅即可。

【用法】佐餐食用。

【功效】养颜美容，利水消肿。适用于肾病患者。

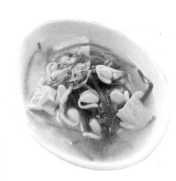

海带煮瘦肉

【原料】水发海带 100 克，黄豆芽 200 克，猪瘦肉 50 克，姜块、葱、盐各适量。

【制法】黄豆芽洗净，去根须。海带洗净，切丝。猪瘦肉洗净，切片。姜块洗净，拍松。葱洗净，切段。将猪肉块放炖锅内，加入水烧沸，放入黄豆芽、海带丝、葱段、姜块，用小火炖煮 50 分钟，加盐调味即可。

【用法】佐餐食用。

【功效】利尿消肿。适用于肾病患者。

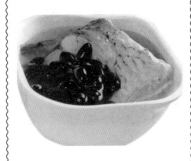

黑豆鲤鱼汤

【原料】鲜鲤鱼 300 克，黑豆 150 克，盐少许。

【制法】将鲤鱼洗净，去鳞、内脏。黑豆浸泡一夜，捞出，洗净后放入鲤鱼腹中，把裂口缝合。将鲤鱼放入清水锅中，旺火烧开后改文火，熬至鱼、豆均烂熟成浓汤，加入适量盐调味即可食用。

【用法】佐餐食用。

【功效】滋阴壮阳，补气养神。适用于肾病患者。

番茄海带汤

【原料】海带 200 克，番茄 100 克，香菇、黑木耳各 30 克，葱花、姜丝、盐、清汤、五香粉、香油、食用植物油各适量。

【制法】海带用温水泡发，洗去沙质，切成菱形片。香菇、黑木耳泡发，洗净，切丝。黑木耳撕成小片状，一起放入碗中待用。番茄洗净，去蒂，切成片。锅加食用植物油烧热，加姜丝煸香，加入番茄片煸透，再加清汤煮沸，投入海带片、香菇丝、黑木耳煨煮 30 分钟，加盐、五香粉拌匀，淋入香油，撒葱花即可。

【用法】佐餐食用。

【功效】利尿消肿。适用于肾病患者。

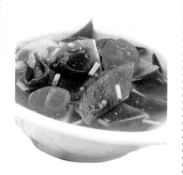

板栗红枣炖鸡

【原料】嫩鸡一只，板栗、红枣各 50 克，盐适量。

【制法】鸡肉处理干净，剁成块，入沸水锅中汆水，捞出，洗净血污。将板栗去掉外壳和薄膜。红枣用水洗净，去核。把处理好的鸡肉块、板栗、红枣放入砂锅内，加入适量清水，旺火烧开，撇去浮沫，转小火炖 2 小时左右，至鸡块熟烂，放入盐调味，出锅即可。

【用法】佐餐食用。

【功效】补气养肾，安神养心。适用于肾病患者。

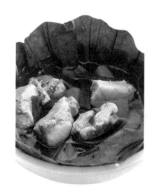

醒脑排骨汤

【原料】排骨 300 克，莲藕、胡萝卜、水发海带各 80 克，鲜荷叶 1 张，盐、料酒、醋、胡椒粉各适量。

【制法】排骨剁成段洗净。莲藕去皮洗净切块。胡萝卜洗净切块。海带洗净切片。荷叶洗净。锅入适量清水烧沸，淋入料酒，放入排骨段、藕块和胡萝卜块分别汆水捞出。海带放入加醋的沸水中焯水，捞出。净锅置火上，放入荷叶和适量清水煮沸，摆在盘中，放入排骨段、藕块、胡萝卜块、海带煮沸，加料酒、盐、胡椒粉续炖 20 分钟，倒在荷叶上即可。

【用法】佐餐食用。

【功效】利尿消肿。适用于肾病患者。

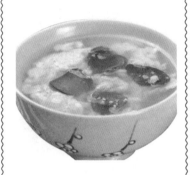

鹿茸蛋花汤

【原料】鹿茸4小片，鸡蛋1个，盐少许。

【制法】鹿茸洗净，用清水浸泡一夜。将装有鹿茸的碗（包括浸泡鹿茸的水），放入锅中隔水蒸40分钟。鸡蛋打散制成蛋液，放入鹿茸汤中，加入少许盐调味，继续蒸2分钟，出锅即可。

【用法】佐餐食用。

【功效】益精生血，强肾壮骨。适用于肾病患者。

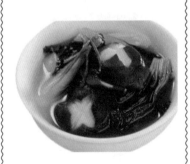

油菜香菇汤

【原料】油菜、香菇各200克，火腿丝20克，盐、牡蛎酱、料酒、高汤各适量。

【制法】油菜择洗干净，一切为二。香菇用温水浸透，洗净，剞十字花刀。火腿丝入微波炉中烤脆，取出待用。锅置中火上，加高汤烧沸，下入香菇、牡蛎酱、料酒煮至香菇熟软，下入油菜煮至翠绿，加入盐调味，撒火腿丝搅匀即可。

【用法】佐餐食用。

【功效】去水肿，治肾虚。适用于肾病患者。

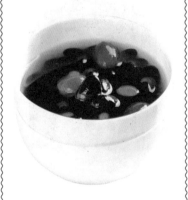

枸杞枣豆汤

【原料】枸杞、红枣、黑豆各160克，盐少许。

【制法】黑豆洗净，用清水浸泡24小时，枸杞洗净。红枣去核，洗净备用。将红枣、黑豆、枸杞放入砂锅。加入适量清水，以文火煨煮至黑豆熟，加适量盐调味即可。

【用法】佐餐食用。

【功效】明目养血，滋补肝肾。适用于肾病患者。

枸杞山药煲瘦肉

【原料】猪瘦肉 300 克，山药 100 克，枸杞 10 克，姜 3 片。

【制法】将猪瘦肉洗净切大片，用沸水烫过。山药去皮切块，枸杞洗净。砂锅内放入瘦肉、山药、枸杞、姜片，添入足量水，小火煲约 3 小时即可。

【用法】佐餐食用。

【功效】补肾健脾，润肤美容。适用于肾病患者。

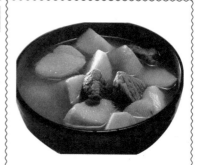

鲜藕黄精排骨汤

【原料】黄精 30 克，鲜莲藕 150 克，排骨 300 克，葱段、姜片、胡椒粉、料酒、米醋、盐各适量。

【制法】黄精洗净，切片。排骨洗净，切块。鲜莲藕洗净，去外皮，切成条。往锅中加适量清水，放入黄精、排骨、鲜莲藕及葱段、姜片、料酒、米醋、盐大火煮沸，改小火炖至排骨熟烂，拣去葱段、姜片，加胡椒粉调味即可。

【用法】佐餐食用。

【功效】补气养肾，健脾润肺。适用于肾病患者。

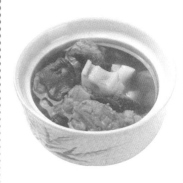

佛手黄精炖乳鸽

【原料】乳鸽块 350 克，姜片 25 克，佛手、黄精、枸杞、盐少许，料酒适量。

【制法】锅中注水烧开，倒入洗净的乳鸽块拌匀，汆去血渍，淋入料酒拌匀，捞出待用。砂锅中注入适量清水烧开，倒入乳鸽块。加入备好的黄精、佛手、枸杞，煮沸，放入姜片，煮开后用小火煮 1 小时，加入适量盐、料酒，拌匀调味。用小火续煮 20 分钟，拣出姜片、黄精、佛手。盛出即可。

【用法】佐餐食用。

【功效】补肾益气，滋补脾胃。适用于肾病患者。

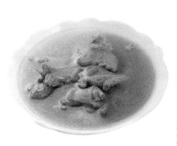

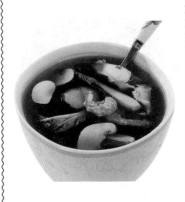

香菇海米汤

【原料】香菇 100 克，菜心 30 克，海米 20 克，葱末、姜末、盐、香油、食用植物油各适量。

【制法】香菇洗净，去蒂，切成片。菜心洗净。海米用温水泡开，洗净备用。炒锅置火上，倒入油烧热，将葱末、姜末、海米爆出香味，放入香菇片煸炒片刻，放入菜心同炒，随后倒入水，加入盐烧开，淋入香油即可。

【用法】佐餐食用。

【功效】补肾健脾，润肠补气。适用于肾病患者。

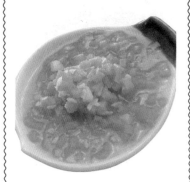

南瓜蒜蓉汤

【原料】南瓜 300 克，大蒜 80 克，盐、水淀粉、食用植物油各适量。

【制法】南瓜去皮、瓤，放入清水中洗干净，切成小粒。大蒜剥去外衣，洗干净，捣碎，制成蒜蓉。净锅置火上，倒入适量食用植物油烧热，放入南瓜粒、蒜蓉略炒，加入适量清水，用旺火煲至南瓜熟透，以少许水淀粉勾芡，放入适量盐调味，出锅即可。

【用法】佐餐食用。

【功效】补中益气，补肾健胃。适用于肾病患者。

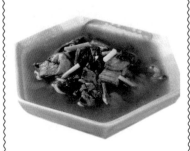

黑豆乌鸡汤

【原料】乌鸡肉 250 克，水发黑豆 70 克，姜片、葱段、盐少许，料酒 4 毫升。

【制法】将洗净的乌鸡肉切成小块。锅中注入适量清水烧开，倒入鸡块，搅拌均匀，煮 1 分钟，汆去血水，捞出待用。砂锅中注水，倒入洗好的黑豆，用大火烧开，放入乌鸡肉、姜片、料酒，烧开后用小火炖 30 分钟至鸡肉熟透，放入盐拌匀调味，盛出装入碗中，放上葱段即可。

【用法】佐餐食用。

【功效】滋阴补肾，清热补血。适用于肾病患者。

黄花菜猪肚煲

【原料】猪肚 300 克，香菇、黄花菜各 100 克，葱片、姜片、香菜叶、盐、白胡椒粒、料酒、糖、食用植物油各适量。

【制法】将猪肚翻洗干净切宽条，入沸水锅中焯水，捞出，沥干水分，备用。香菇、黄花菜用温水泡发，洗净。香菜叶洗净，备用。锅入食用植物油烧热，倒入猪肚条、香菇煸炒，加入适量的葱片、姜片、白胡椒粒、盐、料酒、糖焖片刻。加入黄花菜，再加入适量清水，倒入高压锅中火压 20 分钟左右，再倒入砂锅，撒上香菜叶即可。

【用法】佐餐食用。

【功效】养胃补气，健脾补肾。适用于肾病患者。

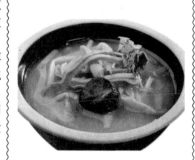

杏仁苹果瘦肉汤

【原料】猪瘦肉 500 克，苹果 2 个，无花果 4 颗，杏仁、银耳各 15 克，盐、醋各适量。

【制法】苹果洗净，去核，切成四瓣。银耳水中泡软，洗净，撕小朵。猪瘦肉洗净，切大块，放入滚水锅中汆烫，捞出备用。往汤煲中加水烧开，放入苹果块、猪瘦肉块、无花果、杏仁，旺火煮 20 分钟，改小火炖 1~2 小时，放银耳再炖 2 小时，最后放入盐、醋调匀即可。

【用法】佐餐食用。

【功效】强肾养颜，强身健体。适用于肾病患者。

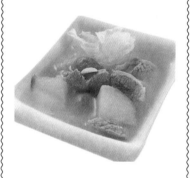

莲子芡实牛肚汤

【原料】水发莲子 70 克，红枣 20 克，芡实 30 克，姜片 25 克，牛肚 250 克，盐少许，料酒 10 毫升。

【制法】将处理干净的牛肚切成小块。锅中注入适量清水大火烧开，倒入牛肚块，用勺搅散，汆煮至牛肚变色，捞出备用。锅中注入适量清水烧开，放入姜片、莲子、红枣、芡实、牛肚、料酒，搅拌均匀，烧开后转小火炖 90 分钟，至食材熟透，放入适量盐，搅拌片刻，至食材入味盛出即可。

【用法】佐餐食用。

【功效】利尿补肾，养心安神，涩肠止泻。适用于肾病患者。

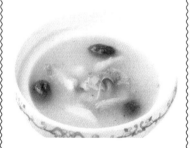

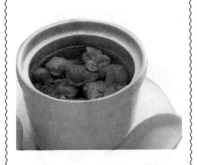

田七炖鸡汤

【原料】净嫩鸡 1 只，党参 25 克，田七 15 克，老姜 2 片，盐少许。

【制法】将鸡剁成大块，放入沸水锅中氽烫后取出。田七、党参洗净。将所备原料放入砂锅中，加入姜片、足量水，大火烧开，改慢火炖约 4 小时，加盐调味即可。

【用法】佐餐食用。

【功效】益气健脾，滋肾消肿。适用于肾病患者。

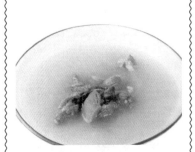

当归生姜羊肉汤

【原料】羊肉 400 克，当归 10 克，姜片 40 克，香菜段少许，料酒 8 毫升，盐少许。

【制法】锅中注入适量清水烧开，倒入羊肉，搅拌均匀，加入料酒煮沸，氽去血水，捞出待用。砂锅中注入适量清水烧开，倒入当归、姜片、羊肉、料酒，搅拌均匀，小火炖 2 小时至羊肉软烂，放盐拌匀调味，夹去当归和姜片。关火，盛出煮好的汤料装入盘中，撒少许香菜即可。

【用法】佐餐食用。

【功效】健肾暖胃，止痛。适用于肾病患者。

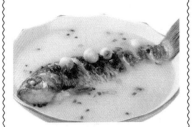

莲子五味子鲫鱼汤

【原料】净鲫鱼 400 克，水发莲子 70 克，五味子 4 克，姜片、葱花、盐少许，料酒 4 毫升，食用植物油适量。

【制法】用油起锅，放入姜片爆香，倒入处理干净的鲫鱼，中小火煎至散出香味，翻转鱼身，再煎至两面断生，盛出。锅中注水烧开，倒入莲子和五味子，煮沸后用小火炖煮约 15 分钟，至散出药材的香味，倒入鲫鱼、盐、料酒拌匀，小火续煮约 10 分钟，至食材熟透，略微搅拌片刻，去除浮沫。盛出煮好的鲫鱼汤，装入汤碗中，点缀上葱花即成。

【用法】佐餐食用。

【功效】健脾益胃，补肾壮阳。适用于肾病患者。

栗子鸡汤

【原料】净嫩鸡 1 只，板栗 150 克，葱段、姜片、盐、料酒各适量。

【制法】将鸡洗净、剁成块，放入开水锅中烫一下捞出，板栗洗净去壳。砂锅中注入清水、投入鸡块，烧开去浮沫，放入板栗、葱段、姜片、料酒，慢火炖至熟透，拣去葱、姜，加盐调味即可。

【用法】佐餐食用。

【功效】补脾益肾，养颜美容。适用于肾病患者。

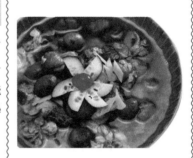

菟丝子萝卜羊肉汤

【原料】羊肉 200 克，白萝卜 300 克，菟丝子 10 克，肉苁蓉 10 克，陈皮 4 克，核桃仁 15 克，姜片少许，料酒 20 毫升，盐少许。

【制法】将白萝卜洗净去皮切成丁；羊肉洗净切丁，锅中注水烧开，放入料酒、羊肉丁，搅散。余去血水，捞出备用。砂锅中注水烧开，放入姜片、核桃仁、药材、羊肉、料酒，用小火炖煮 1 小时至熟，放入白萝卜丁，用小火续煮 20 分钟至白萝卜熟软，放入盐拌匀盛出即可。

【用法】佐餐食用。

【功效】补肾阳，祛寒冷，温补气血。适用于肾病患者。

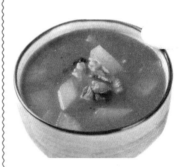

山药炖猪小肚

【原料】山药 160 克，猪小肚 270 克，白果 50 克，枸杞 15 克，姜片、葱花各少许，盐、胡椒粉少许，料酒 20 毫升。

【制法】将山药洗净去皮切小块；处理好的猪小肚切小块。锅中注水烧开，放入料酒、猪小肚，拌匀煮沸，余去血水，捞出待用。锅中注水烧开，倒入猪小肚、枸杞、白果、姜片、料酒，烧开后用小火炖 40 分钟，至食材熟软，倒入山药，烧开后小火再炖 15 分钟，至全部食材熟透，加盐、胡椒粉，搅匀盛出，撒上葱花即可。

【用法】佐餐食用。

【功效】补肾气，止尿频，健脾和胃。适用于肾病患者。

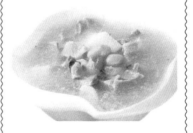

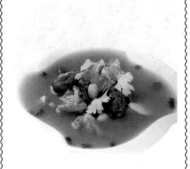

杜仲花生排骨汤

【原料】排骨段380克，水发黑豆、水发花生米各100克，杜仲、红枣各10克，枸杞、姜片、盐少许，料酒5毫升。

【制法】锅中注水烧开，放入排骨段，搅拌匀，用大火余煮片刻，捞出待用。锅中注水烧开，放入洗净的杜仲、红枣、枸杞、姜片、黑豆、花生米、排骨段、料酒，煮沸后用小火煲煮约30分钟，至食材熟透，加入盐拌匀调味，再用中火续煮至汤汁入味。关火后盛出即成。

【用法】佐餐食用。

【功效】健脾和胃，滋阴补虚，补肾益气。适用于肾病患者。

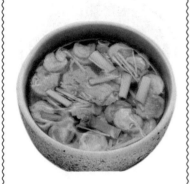

青皮丝瓜炖瘦肉

【原料】青皮6克，丝瓜、猪瘦肉各100克，姜丝、葱段、盐各适量。

【制法】青皮洗净，沥干水分，研成碎末。丝瓜去皮，洗净，切成片。猪瘦肉处理干净，切成片。净锅置火上烧热，将猪瘦肉片、丝瓜片和青皮末一同放入锅中，加入适量清水，放入姜丝、葱段旺火烧开，转小火慢慢炖至猪瘦肉熟烂，加入盐调味，稍煮片刻，出锅装盘即可。

【用法】佐餐食用。

【功效】利水消肿，补脾益肾。适用于肾病患者。

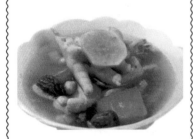

红薯芡实鸡爪汤

【原料】鸡爪260克，红薯180克，胡萝卜100克，水发花生米35克，红枣、芡实、盐少许。

【制法】将红薯、胡萝卜洗净去皮，切滚刀块；处理干净的鸡爪切去爪尖，对半切开。锅中注入清水烧开，倒入鸡爪，用中火略煮片刻，余去杂质，捞出待用。砂锅中注入适量清水烧热，倒入鸡爪，再放入花生米、红枣、芡实，搅拌片刻，烧开后用小火煮约20分钟至熟；倒入红薯、胡萝卜，用小火煮约30分钟至其熟软；加入少许盐搅拌片刻，至其入味即可。

【用法】佐餐食用。

【功效】补中益气，健肾益胃。适用于肾病患者。

葱姜海参煲生蚝

【原料】水发海参 300 克，生蚝 350 克，姜末、葱段、盐各适量。

【制法】将水发海参、生蚝分别洗净，一起放入蒸锅中蒸 10 分钟左右，生蚝去壳取肉，用盐略腌。往砂锅内加入适量水，旺火烧开，加入海参、姜末和生蚝肉，改用中火煲 1 小时，放入葱段和盐调味，出锅装盘即可。

【用法】佐餐食用。

【功效】补肾益精。适用于肾病患者。

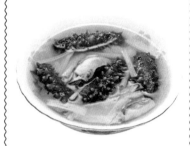

鸭血鲫鱼汤

【原料】鲫鱼 400 克，鸭血 150 克，姜末、葱花、盐少许，水淀粉 4 毫升，食用植物油适量。

【制法】将处理干净的鲫鱼剖开，切去鱼头，去除鱼骨，片下鱼肉，装入碗中备用；鸭血切成片，在鱼肉中加入盐、水淀粉拌匀，腌渍片刻，备用。锅中注水烧开，加入盐、姜末、鸭血、食用植物油，搅拌匀，放入鱼肉，煮至熟透，撇去浮沫盛出，装入碗中，撒上葱花即可。

【用法】佐餐食用。

【功效】补血补虚，健脾益气。适用于脾胃不适、乳汁不足、慢性肾炎患者。

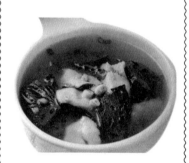

淡菜排骨汤

【原料】淡菜 100 克，排骨 300 克，红枣 8 枚，葱末、姜末、盐、胡椒粉、食用植物油各适量。

【制法】淡菜洗净，放入开水中浸泡，捞出，控去水分。排骨洗净，切块。红枣洗净。锅入食用植物油烧热，下入葱末、姜末爆出香味，放入淡菜稍炒，加入适量清水，旺火煮沸。放入排骨块、红枣，继续煮沸后改小火炖至所有食材熟烂，加入适量盐、胡椒粉调味，出锅即可。

【用法】佐餐食用。

【功效】补肾填精。适用于肾病患者。

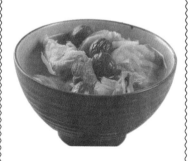

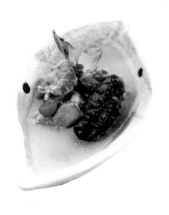

枸杞刺参炖牛尾

【原料】刺参 150 克，牛尾 300 克，胡萝卜 100 克，枸杞 60 克，红枣 60 克，葱段、姜块、炸蒜瓣、盐、生抽、芥末各适量。

【制法】牛尾洗净，斩块，用清水漂去血污。胡萝卜洗净，切块，与牛尾、葱段、姜块、炸蒜瓣一同入锅，加水炖 4~5 小时，将胡萝卜块、葱段、姜块捞出，牛尾及汤留用。刺参发好，洗净，放入石锅中，加牛尾及原汤、枸杞、红枣炖 30 分钟，用盐调味。将石锅上桌，食用时蘸芥末、生抽即可。

【用法】佐餐食用。

【功效】补肾益精，壮阳强腰。适用于肾病患者。

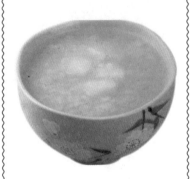

马蹄绿豆汤

【原料】马蹄 100 克，去皮绿豆 120 克，糖 30 克。

【制法】将洗净去皮的马蹄切成小块，备用。砂锅中注入适量清水烧开，倒入绿豆搅拌匀。烧开后用小火煮 30 分钟，加入切好的马蹄，续煮 15 分钟，至食材熟透，倒入适量糖，搅拌均匀，煮至糖完全溶化即可。

【用法】佐餐食用。

【功效】清热解毒，利水通便。适用于肾病患者。

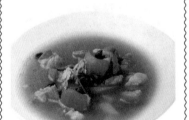

枸杞黑豆炖羊肉

【原料】羊肉 400 克，水发黑豆 100 克，枸杞 10 克，姜片 15 克，料酒 18 毫升，盐少许。

【制法】锅中注入适量清水烧开，倒入羊肉，搅散开，淋入料酒煮沸，去除血水，捞出待用。砂锅注入适量清水烧开，倒入黑豆，放入羊肉、姜片和枸杞，淋入料酒，搅拌匀，烧开后小火炖 1 小时。放盐拌匀使入味即可。

【用法】佐餐食用。

【功效】补肝益肾，补血驱寒。适用于肾病患者。

冬虫夏草海马壮阳汤

【原料】鹿肉 100 克，海马 30 克，冬虫夏草 20 克，红枣 20 克，姜片、盐各适量。

【制法】鹿肉洗净，切块，入沸水锅中焯去血污，用流水漂洗。将海马、冬虫夏草、姜片、红枣洗净，放入瓦锅内，加入适量清水，旺火煮沸后小火煮 2 小时，加入盐调味，出锅即可。

【用法】佐餐食用。

【功效】补肾壮阳。适用于肾病患者。

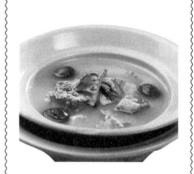

娃娃菜鲜虾粉丝汤

【原料】娃娃菜 270 克，水发粉丝 200 克，虾仁 45 克，姜片、葱花、盐少许，胡椒粉适量。

【制法】将泡发好的粉丝切段；洗净的娃娃菜切成小段；洗好的虾仁切成小块，备用。砂锅中注入适量清水烧开，放入姜片、虾仁、娃娃菜，煮开后用小火续煮 5 分钟，加入少许盐、胡椒粉拌匀，放入粉丝拌匀，煮至熟软。关火后盛出汤料，撒上葱花即可。

【用法】佐餐食用。

【功效】清热解毒，补肾益胃。适用于肾病患者。

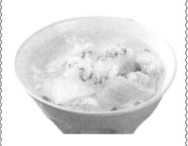

海马鱼丸汤

【原料】海马 20 克，草鱼肉 300 克，菜心 1 个，盐、料酒、胡椒粉、香油、蛋清、鸡汤、葱姜水各适量。

【制法】草鱼肉洗净，绞成鱼泥，加入料酒、葱姜水、胡椒粉、盐调味上劲，待用。海马用温水洗净泡发。往锅中放入鸡汤，加入盐、胡椒粉调味，放入鱼丸，加入海马炖至熟透，加入菜心，淋香油即可。

【用法】佐餐食用。

【功效】补肾壮阳，活血强腰。适用于肾病患者。

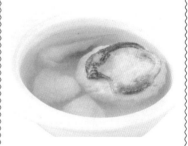

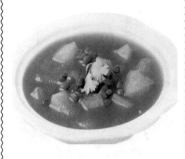

冬瓜红豆汤

【原料】冬瓜 300 克，水发红豆 180 克，盐少许。

【制法】将洗净去皮的冬瓜切成丁。砂锅注水烧开，倒入洗净的红豆，水开后转小火炖 30 分钟至红豆熟软，放入冬瓜，小火再炖 20 分钟至食材熟透。放入少许盐，搅匀调味。盛出即可。

【用法】佐餐食用。

【功效】利尿消肿，补肾益气。适用于肾病患者。

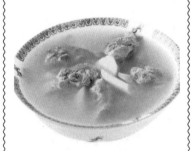

玉米须芦笋鸭汤

【原料】鸭腿 200 克，玉米须 30 克，芦笋 70 克，姜片少许，料酒 8 毫升，盐少许。

【制法】将芦笋洗净切段；鸭腿斩块，斩成小块备用。锅中注水烧开，倒入鸭腿块、料酒拌匀，余去血水，捞出备用。砂锅注水烧开，放入姜片、鸭腿块、玉米须、料酒搅拌匀，烧开后小火炖 40 分钟至熟，倒入芦笋、盐，拌匀盛出即可。

【用法】佐餐食用。

【功效】滋阴补肾，消暑止渴。适用于肾病患者。

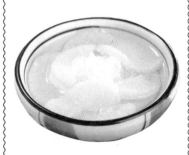

雪梨燕窝汤

【原料】燕窝 3 克，雪梨 1 个，糖适量。

【制法】梨洗净，去皮，切成两半，去核，切成片。燕窝发好，洗净，与糖一起放入碗内。蒸锅倒入适量清水，用旺火烧开，将装燕窝的碗放入蒸锅中，隔水蒸至燕窝熟烂，出锅即可。

【用法】佐餐食用。

【功效】益气补中，补虚和胃，养阴健肾。适用于肾病患者。

银燕雪蛤汤

【原料】银耳、燕窝、雪蛤各 5 克，枸杞 3 克，糖适量。

【制法】银耳发好，洗净，撕成小朵。燕窝发好，洗净。雪蛤发好，择去杂质，切成小块。糖熬成汁液。枸杞洗净。将银耳、燕窝、雪蛤、枸杞放入炖锅内，加入清水旺火烧沸，转小火炖 30 分钟，放入糖汁即可。

【用法】佐餐食用。

【功效】养血滋阴，补肾壮阳。适用于肾病患者。

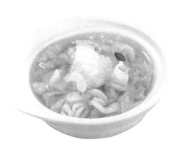

淡菜煲猪蹄

【原料】猪蹄 750 克，干淡菜 50 克，黄豆 10 克，姜块、淡色酱油、食用植物油、盐各适量。

【制法】猪蹄洗净，剁成块，放入沸水中氽一下，捞出。淡菜浸洗，放温水中浸泡 20 分钟。将猪蹄块、淡菜、黄豆、姜块放入煲中，加入清水，盖上盖，用旺火烧沸，再用文火慢慢煨烧至熟透。将猪蹄、淡菜捞出，装入汤碗中，拣出姜块。煲中原汤加入食用植物油、淡色酱油烧开，撇去浮沫、浮油，加入盐调味，浇入猪蹄汤碗中即可。

【用法】佐餐食用。

【功效】养颜强肾，补气活血。适用于肾病患者。

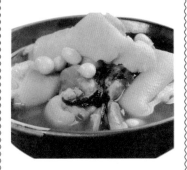

苹果炖鱼

【原料】草鱼肉 150 克，猪瘦肉 50 克，苹果 50 克，红枣 10 克，姜片、盐少许，料酒 8 毫升，水淀粉 3 毫升，食用植物油少许。

【制法】将苹果洗净切开，去核，切成小块。草鱼肉洗净切块；猪瘦肉洗净切块；红枣洗净切开，去核。把瘦肉装入碗中，放入盐、水淀粉拌匀，腌渍片刻至其入味。热锅注油，放入姜片爆香，倒入草鱼块，煎至两面呈微黄色，倒入料酒、清水、红枣、盐拌匀，倒入瘦肉，焖煮约 5 分钟至熟，倒入苹果块，煮约 1 分钟，盛出即可。

【用法】佐餐食用。

【功效】生津止渴，暖胃强肾。适用于肾病患者。

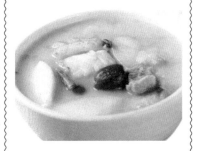

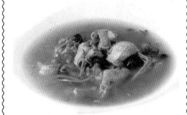

乌梅茶树菇炖鸭

【原料】鸭肉 400 克，水发茶树菇 150 克，乌梅 15 克，八角、姜片、葱花、盐少许，料酒 4 毫升，胡椒粉适量。

【制法】将洗好的茶树菇切去老茎。锅中注入适量清水烧开，倒入洗净的鸭肉，搅拌一会儿，加入少许料酒，煮至沸，氽去血水，捞出备用。砂锅中注入适量清水烧开，倒入鸭肉，放入乌梅、姜片，加茶树菇，淋料酒，烧开后用小火炖煮 1 小时至食材熟软；放入盐、胡椒粉，拌匀调味，最后撒入适量葱花即成。

【用法】佐餐食用。

【功效】补肾滋阴，提高免疫力。适用于肾病患者。

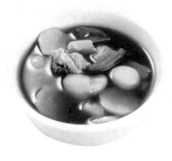

板栗淮山药汤

【原料】板栗 20 粒，山药 15 克，生地黄 10 克，鸡肉、冬菇各 50 克，盐、食用植物油各适量。

【制法】板栗去壳和薄膜。冬菇去蒂，泡发，洗净。山药洗净，去皮，切片。鸡肉洗净，切片，备用。生地黄洗净。净炒锅置火上烧热，倒入食用植物油烧至八成热，放入山药片、冬菇、板栗稍炒，再加入生地黄、鸡肉片，倒入适量清水煮至板栗熟软，最后加入少许盐调味，出锅即可。

【用法】佐餐食用。

【功效】补肾虚损，温补气血。适用于肾病患者。

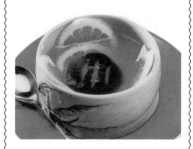

柠檬香菇汤

【原料】香菇 200 克，柠檬 150 克，高汤、糖、蜂蜜各适量。

【制法】将柠檬放入清水中浸泡 15 分钟，捞出，洗干净，切成薄片，留少许柠檬皮切成细丝。香菇用温水泡发，捞出，去柄，清水洗干净，在菇盖上刻花刀，备用。汤锅置火上烧热，加入适量高汤用旺火煮沸，下入香菇、柠檬片、柠檬皮丝，加入糖、蜂蜜调味，旺火烧开，转小火煮至入味，出锅即可。

【用法】佐餐食用。

【功效】美容轻身，强肾暖胃。适用于肾病患者。

当归玉竹牛肚

【原料】牛肚 300 克，玉竹 20 克，桃仁 3 克，当归 10 克，生姜片、盐各适量。

【制法】牛肚洗净，切块。桃仁用开水烫片刻，剥去膜衣。玉竹、当归洗净。将牛肚块、桃仁、玉竹、当归、生姜片一起放入砂锅内，加入适量清水，用旺火烧开，转小火煮 3 小时，加入盐调味，出锅即可。

【用法】佐餐食用。

【功效】润肠通便，壮阳补肾。适用于肾病患者。

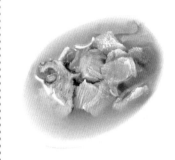

白菜冬瓜汤

【原料】大白菜 180 克，冬瓜 200 克，枸杞 8 克，花生 100 克，鸡爪 150 克，姜片、葱花、盐少许，姜片、食用植物油、胡椒粉、料酒各适量。

【制法】将冬瓜洗净、去皮、切成片；大白菜洗净切成小块。用油起锅，放入少许姜片爆香，倒入冬瓜片，翻炒匀，放入大白菜，炒匀，倒入清水、枸杞，烧开后用小火煮 5 分钟，至食材熟透，加入盐搅匀调味。将煮好的汤料盛出，装入碗中，撒上葱花即成。

【用法】佐餐食用。

【功效】通利肠胃，清热解毒，利水消肿。适用于肾病患者。

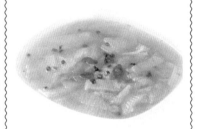

马蹄甘蔗胡萝卜甜汤

【原料】甘蔗 200 克，胡萝卜 100 克，马蹄 200 克，红糖 20 克。

【制法】将甘蔗洗净去皮，用刀背敲破，斩成段；胡萝卜洗净去皮切滚刀块，马蹄肉切小块。砂锅中注水烧开，倒入胡萝卜、马蹄、甘蔗段，烧开后用小火炖 20 分钟，使食材熟透。加入红糖，搅拌片刻使红糖全部溶化即可。

【用法】佐餐食用。

【功效】清热解毒，利尿通便。适用于肾病患者。

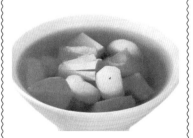

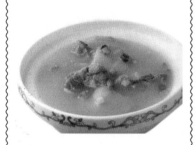

猴头菇炖排骨

【原料】排骨 350 克，水发猴头菇 70 克，姜片、葱花、盐少许，料酒 20 毫升，胡椒粉适量。

【制法】将发好的猴头菇切小块。锅中注入清水烧开，倒入排骨，淋入料酒，煮沸，去除血水，捞出待用。砂锅注入适量清水烧开，倒入猴头菇，加入姜片、排骨，淋入料酒，烧开后小火炖 1 小时至酥软。放盐、胡椒粉，拌匀调味盛出，撒上葱花即可。

【用法】佐餐食用。

【功效】补血养血，健胃益肾。适用于肾病患者。

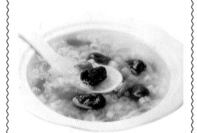

枸杞红枣芹菜汤

【原料】芹菜 100 克，红枣 20 克，枸杞 10 克，盐少许，食用植物油适量。

【制法】将洗净的芹菜切成小粒，装入盘中，待用。锅中注入适量清水烧开，放入洗净的红枣、枸杞，煮沸后用小火煮约 15 分钟，至食材析出营养物质，加入少许盐、食用植物油，略微搅拌，再放入芹菜粒，搅拌匀，用大火煮片刻，至食材熟透、入味。关火后盛出煮好的芹菜汤，装入汤碗中即成。

【用法】佐餐食用。

【功效】补肾益气，补血润肠。适用于肾病患者。

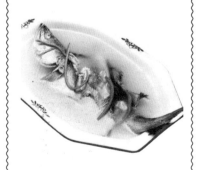

鲈鱼苎麻根汤

【原料】鲈鱼 400 克，苎麻根 200 克，姜片、葱花、盐少许，胡椒粉适量。

【制法】将鲈鱼剖净备用，洗净苎麻根备用。锅内热油，将鱼煎至微黄。砂锅中注入适量清水烧开，放入姜片、煎好的鲈鱼、苎麻根，煮开后用小火续煮 5 分钟，加入少许盐、胡椒粉拌匀，放入粉丝，拌匀煮至熟软。关火后盛出汤料，撒上葱花即可。

【用法】佐餐食用。

【功效】补肾益胃，凉血止血。适用于肾病患者。

香菇萝卜汤

【原料】水发香菇100克,白萝卜50克,虾皮、豌豆苗各10克,盐、料酒、黄豆芽汤各适量。

【制法】白萝卜洗净,去皮,切成细丝,下沸水锅内焯至八成熟,捞入汤碗内。虾皮用水浸泡。水发香菇去蒂洗净,切丝。豌豆苗择洗干净,下沸水锅焯透,捞出沥水。净锅置火上,加入黄豆芽汤、料酒、盐用旺火烧沸,撇去浮沫,先后下入白萝卜丝、香菇丝煮开,再投入豌豆苗、虾皮稍煮,起锅即可。

【用法】佐餐食用。

【功效】补气利尿,养颜润肤。适用于肾病患者。

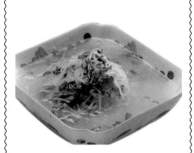

当归党参红枣鸡

【原料】当归9克,黄芪15克,党参15克,红枣10枚,仔鸡1只,红葡萄酒、姜片、葱段、盐各适量。

【制法】当归、党参、黄芪洗净。仔鸡去内脏及爪,切块备用。将当归、党参、黄芪和仔鸡一起放入锅内,加入红葡萄酒、红枣、葱、姜、盐,注入2000毫升清水,先以武火烧沸,再用文火炖煮50分钟即可。

【用法】佐餐食用。

【功效】补中益气,健肾益肺。适用于肾病患者。

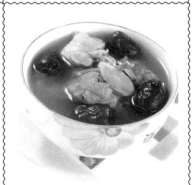

豌豆苗蛤蜊汤

【原料】豌豆苗180克,蛤蜊350克,姜丝、葱花、盐少许,胡椒粉、食用植物油各适量。

【制法】锅中注水烧开,倒入蛤蜊,煮至壳张开捞出,倒入清水,洗净蛤蜊肉,备用。锅中注入清水烧开,放入姜丝、食用植物油、蛤蜊肉、盐、胡椒粉煮3分钟。倒入洗好的豌豆苗,搅匀,煮至食材熟透,放入葱花,装碗即可。

【用法】佐餐食用。

【功效】软坚散结,补中益气。适用于肾病患者。

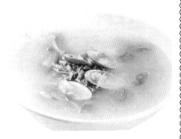

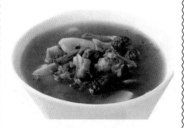

茶树菇煲牛骨

【原料】牛骨段 500 克，茶树菇 100 克，姜片、葱花、盐、料酒少许。

【制法】将洗好的茶树菇切去根部，切段；洗净的牛骨段汆水。砂锅中注水烧开，倒入牛骨，放姜片、茶树菇、料酒，用小火炖煮 2 小时至熟，加入少许盐搅拌均匀。关火后盛出，撒上葱花即成。

【用法】佐餐食用。

【功效】补肾滋阴，提高免疫力。适用于肾病患者。

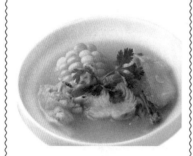

猴头菇煲鸡汤

【原料】水发猴头菇 50 克，玉米块 120 克，鸡肉块 350 克，姜片、盐少许，料酒 8 毫升。

【制法】将发好的猴头菇切成小块。锅中注入清水烧开，倒入鸡块，淋入料酒，煮沸，去除血水，捞出待用。砂锅注入适量清水烧开，放入玉米块、猴头菇，倒入鸡块，放入姜片，淋入适量料酒，搅拌匀，烧开后小火炖 30 分钟至熟；放盐调味即可。

【用法】佐餐食用。

【功效】养肾益肝，滋补安神。适用于肾病患者。

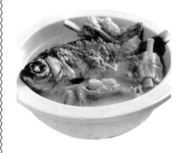

羊排炖鲫鱼

【原料】羊排 100 克，鲫鱼 200 克，香菜段、清汤、胡椒粉、葱段、姜末、食用植物油、盐各适量。

【制法】鲫鱼处理干净。羊排洗净，斩成块。锅置火上，加入适量食用植物油烧至六成热，爆香葱、姜，放鱼煎一下，加入清汤、羊排块。开锅后慢火炖熟，加盐调味，撒胡椒粉、香菜段，出锅即可。

【用法】佐餐食用。

【功效】增强抵抗力，强肾滋阴。适用于肾病患者。

莲子补骨脂猪腰汤

【原料】水发莲子 120 克，姜片 20 克，芡实 40 克，补骨脂 1 0 克，猪腰 300 克，盐少许，料酒 10 毫升。

【制法】将洗好的猪腰切成小块，备用。砂锅中注入适量清水烧开，倒入洗净的补骨脂、芡实，撒入姜片，放入洗好的莲子，用小火煮 20 分钟，至药材析出有效成分。倒入切好的猪腰，淋入适量料酒，用小火续煮 20 分钟，至食材熟透；放入少许盐搅拌至食材入味即可。

【用法】佐餐食用。

【功效】滋肝养肾，补虚止遗。适用于肾病患者。

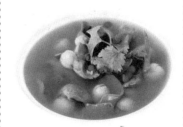

白胡椒猪蹄

【原料】猪蹄 2 只，豌豆 200 克，盐、白胡椒粒各适量。

【制法】猪蹄洗净，剁块。豌豆洗净。将猪蹄入凉水锅，煮去血污。将猪蹄块、豌豆、白胡椒粒放入砂锅中，加入适量清水，用旺火煮沸，再用小火慢炖至豆烂肉酥，加盐调味，出锅即可。

【用法】佐餐食用。

【功效】养颜美容，补肾益气。适用于肾病患者。

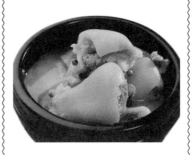

瘦肉莲子汤

【原料】猪瘦肉 200 克，莲子 40 克，胡萝卜 50 克，党参 10 克，盐少许，胡椒粉适量。

【制法】将洗净去皮的胡萝卜切块，洗好的猪瘦肉切片，备用。砂锅中注水烧开，放入莲子、党参、胡萝卜、瘦肉，搅拌均匀，烧开后转小火煮 30 分钟至其熟软，放入适量盐、鸡粉、胡椒粉搅拌均匀至食材入味。关火后盛出即可。

【用法】佐餐食用。

【功效】滋养补虚，止遗涩精。适用于肾病患者。

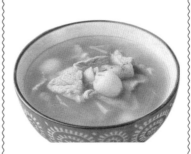

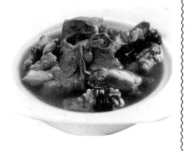

甲鱼猪脊汤

【原料】甲鱼 200 克，猪脊髓 300 克，生姜、胡椒粉、酱油、盐各适量。

【制法】甲鱼宰杀，取肉，洗净，切块。猪脊髓洗净，斩块。将甲鱼、猪脊髓入开水锅中焯透，撇去浮沫，捞出，沥干水分。将甲鱼肉、猪脊髓放入锅内，加清水、生姜煮熟，加酱油、胡椒粉、盐调味，出锅装盘即可。

【用法】佐餐食用。

【功效】补肾健骨，散结消痞。适用于肾病患者。

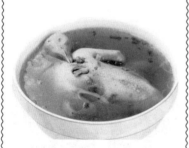

虫草花鸽子汤

【原料】鸽子肉 400 克，水发虫草花 20 克，姜片、葱段各少许，盐、胡椒粉各 2 克，料酒少许。

【制法】砂锅中注入清水烧热，倒入备好的鸽子肉、虫草花，放姜片、葱段、料酒。烧开后用小火煮 1 小时至食材熟透，加盐、胡椒粉拌匀调味。关火后盛出煮好的鸽子汤即可。

【用法】佐餐食用。

【功效】补肝益肾，清热解毒，益气补血。适用于肾病患者。

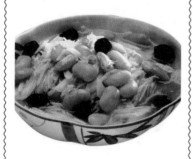

蜜豆红枣煲娃娃菜

【原料】娃娃菜 2 棵，蜜豆、红枣、老姜、盐、食用植物油各适量。

【制法】红枣洗净浸透，老姜去皮洗净切片，娃娃菜洗净切段。锅内添适量清水煮沸、滴入少许油，放入娃娃菜、姜片、红枣，大火煮沸后改小火慢炖 20 分钟，加蜜豆煮沸片刻即可。

【用法】佐餐食用。

【功效】润肠通便，养血补肾。适用于肾病患者。

黄精杞枣乌骨鸡

【原料】净乌骨鸡 1 只，黄精 50 克，枸杞 25 克，红枣 6 粒，陈皮、盐各少许。

【制法】将乌骨鸡用沸水氽烫备用。黄精、枸杞、陈皮分别洗净，红枣洗净去核。将所备原料放入开水锅内，中火煲约 3 小时，加盐调味即可。

【用法】佐餐食用。

【功效】补益劳损，健肾壮腰。适用于肾病患者。

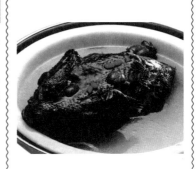

淮山药党参鹌鹑汤

【原料】鹌鹑肉 300 克，淮山药 30 克，党参 20 克，姜片 15 克，枸杞 8 克，盐少许，料酒 12 毫升。

【制法】将洗净的鹌鹑肉氽水，待用。砂锅中注水烧开，放姜片、洗净的淮山药、党参、枸杞，倒入鹌鹑肉，淋入料酒，煮沸后用小火煮约 40 分钟，加盐拌匀调味，转中火续煮入味。关火后盛出即可。

【用法】佐餐食用。

【功效】补益五脏，温肾助阳。适用于肾病患者。

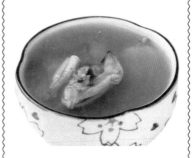

玉竹虫草花鹌鹑汤

【原料】鹌鹑肉 230 克，虫草花 30 克，蜜枣、无花果、淮山药各 20 克，玉竹 10 克，姜片、葱花、盐少许，料酒 6 毫升。

【制法】砂锅中注水烧开，倒入洗净的鹌鹑，放入蜜枣，加入洗好的无花果、淮山药、玉竹、虫草花，撒上姜片，淋上料酒，煮沸后用小火煲煮约 30 分钟，加盐拌匀，续煮入味。关火后盛出，撒上葱花即成。

【用法】佐餐食用。

【功效】补益精血，温肾助阳。适用于肾病患者。

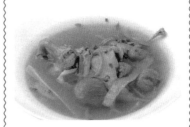

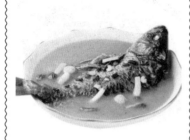

黄芪鲤鱼汤

【原料】鲤鱼 500 克，水发红豆 90 克，黄芪 20 克，莲子 40 克，砂仁 20 克，芡实 30 克，姜片、葱段、盐少许，料酒 10 毫升，食用植物油适量。

【制法】将处理干净的鲤鱼煎至两面焦黄，盛出备用。锅中注入开水，放入红豆、莲子、黄芪、砂仁、芡实，用小火煮 20 分钟，至药材析出有效成分，放入煎好的鲤鱼，加料酒、盐、姜片调味，用小火续煮 15 分钟，搅拌匀。关火后盛入碗中，放入葱段即成。

【用法】佐餐食用。

【功效】健胃滋补，养肾利水。适用于肾病患者。

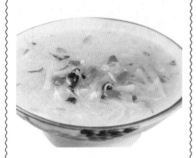

白萝卜粉丝汤

【原料】白萝卜 400 克，水发粉丝 180 克，香菜 20 克，枸杞、葱花、盐少许，食用植物油适量。

【制法】将香菜洗净、切成末；粉丝洗净切成段，白萝卜洗净切细丝。用油起锅，倒入白萝卜丝，炒匀至其变软。放入清水、枸杞、盐拌匀，烧开后用中火续煮约 3 分钟至食材七成熟。放入粉丝，拌匀，转大火煮至汤汁沸腾，放入香菜、葱花搅匀，续煮片刻至其散出香味。盛出即可

【用法】佐餐食用。

【功效】开胃消食，补肾益气。适用于肾病患者。

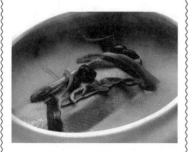

灵芝蜜枣老鸭汤

【原料】净老鸭 1 只，灵芝 50 克，蜜枣 6 粒，老姜、陈皮、盐各少许。

【制法】将老鸭用沸水氽烫备用。灵芝、蜜枣、陈皮洗净，老姜切片。将所备原料放在开水锅内，中火煲约 3 小时，加盐调味即可。

【用法】佐餐食用。

【功效】滋补肝肾，养阴止喘。适用于肾病患者。

银耳鳜鱼汤

【原料】鲜鳜鱼肉 200 克，鸡蛋、水发银耳、豆苗、葱姜片、淀粉、白胡椒粉、料酒、清汤各适量。

【制法】将鳜鱼肉切 4 厘米长、2 厘米宽的片。银耳加葱、姜，入笼蒸软烂取出，放锅内，添清汤烧开，盛碗内备用。鳜鱼片洒匀盐、白胡椒粉，加入料酒、蛋清、淀粉上浆。锅内添清水烧开，下鱼片、豆苗，烧片刻后一起捞出，放在碗内的银耳上即可。

【用法】佐餐食用。

【功效】补气益脾，健肾养颜。适用于肾病患者。

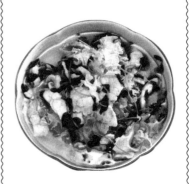

芥菜瘦肉豆腐汤

【原料】豆腐 350 克，芥菜 70 克，猪瘦肉 80 克，盐少许，胡椒粉、香油、食用植物油各适量。

【制法】将芥菜洗净切小段；豆腐洗净切成小块，猪瘦肉洗净切薄片。将瘦肉片装入碗中，加入盐、水淀粉拌匀，倒入食用植物油，腌渍约 10 分钟待用。用油起锅，倒入芥菜段，炒至断生，注入清水煮沸，倒入豆腐块拌匀，放入肉片拌匀，煮断生，加入盐、胡椒粉、香油，拌煮至入味盛出即可。

【用法】佐餐食用。

【功效】滋阴健肾，补中益气。适用于肾病患者。

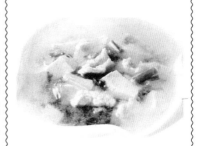

黄花菜鲫鱼汤

【原料】鲫鱼 350 克，水发黄花菜 170 克，姜片、葱花、盐少许，料酒 10 毫升，胡椒粉少许，食用植物油适量。

【制法】将处理干净的鲫鱼煎出香味，盛出待用。锅中注水，放入煎好的鲫鱼，加料酒、盐、胡椒粉、黄花菜搅拌匀，用中火煮 3 分钟。把煮好的鱼汤盛出，装入汤碗中，撒上葱花即可。

【用法】佐餐食用。

【功效】补血养肾，利水补虚。适用于肾病患者。

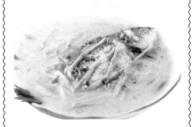

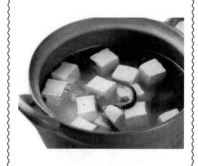

砂锅泥鳅豆腐汤

【原料】泥鳅200克，豆腐200克，蒜苗50克，姜片、盐少许，料酒10毫升，香油2克，胡椒粉少许。

【制法】将洗净的豆腐切块；洗好的蒜苗切碎，备用。砂锅中注水烧开，放姜片、料酒、处理好的泥鳅、豆腐块搅拌匀，撇去浮沫，放盐、胡椒粉、香油，搅匀调味，煮20分钟，拌匀入味。盛出即可。

【用法】佐餐食用。

【功效】补钙养肾，滋补生精。适用于肾病患者。

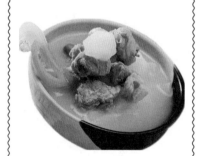

红豆鸭汤

【原料】鸭肉500克，红豆、苹果各100克，青椒20克，盐少许。

【制法】红豆拣去杂质，洗净，用清水浸泡4小时。青椒洗净，切片，用沸水焯水，备用。苹果去皮，洗净，切块，浸在淡盐水中。鸭肉洗净，切成块，放入沸水锅中氽透，捞出，沥干水分。将红豆、鸭肉块、苹果块放入锅内，加适量清水，旺火煮沸后改小火煲3小时，加入盐调味，出锅，放上青椒片即可。

【用法】佐餐食用。

【功效】清热利尿，健脾补肾。适用于肾病患者。

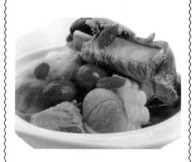

板栗玉米煲排骨

【原料】板栗、玉米各100克，猪排骨450克，红枣50克，枸杞20克。

【制法】板栗去壳、皮，洗净，备用。红枣、玉米分别洗净，将玉米切成3~4厘米长的小段，备用。猪排骨处理干净，剁块，入沸水锅中氽一下，捞出，洗净血沫，沥干水分备用。往锅中加适量清水，放入板栗、红枣、玉米段、猪排骨块、枸杞，旺火烧开后转小火熬煮2小时，出锅时加盐调味即可。

【用法】佐餐食用。

【功效】补肾健脾，补中益气。适用于肾病患者。

清炖甲鱼

【原料】甲鱼块 400 克，姜片、枸杞、盐少许，料酒 6 毫升。

【制法】将甲鱼块氽水，捞出待用。砂锅中注入约 800 毫升清水，用大火烧开，倒入甲鱼块，放入枸杞、姜片、料酒，煮沸后转小火煲煮 40 分钟，加盐拌匀，续煮入味盛出即可。

【用法】佐餐食用。

【功效】益气补虚，滋阴壮阳。适用于肾病患者。

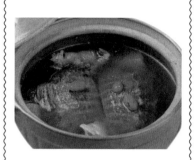

山药甲鱼汤

【原料】甲鱼块 700 克，山药 130 克，姜片 45 克，枸杞 20 克，料酒 20 毫升，盐少许。

【制法】将洗净去皮的山药切片；甲鱼块氽去血水，待用。砂锅中注水烧开，放入枸杞、姜片、甲鱼块、料酒拌匀，烧开后用小火炖 20 分钟，放入山药，用小火再炖 10 分钟，至全部食材熟透；放盐拌匀调味。将炖好的甲鱼汤盛出，装碗即可。

【用法】佐餐食用。

【功效】益气健脾，滋阴壮阳。适用于肾病患者。

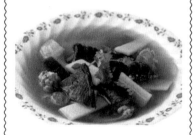

板栗猪肉汤

【原料】猪瘦肉 200 克，板栗 250 克，盐少许。

【制法】板栗剥去外壳。猪瘦肉处理干净，切成片。将板栗、猪肉片一同放入沸水锅中，旺火烧开，转小火熬煮成汤，加入适量盐和调味，出锅即可食用。

【用法】佐餐食用。

【功效】补肾强筋，补脾健胃。适用于肾病患者。

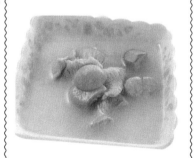

第五节　药茶饮食方

　　茶饮包括药茶及药饮。药茶是指用茶及药物按一定比例制成的供饮用的液体。茶方有的含有茶叶，有的不含茶叶，也有的药物是经晒干、粉碎制成的粗末制品。药饮是将药物或者食品经浸泡或压榨、煎煮、提取分离而制成的有效成分含量比较高的饮用液体。药膳茶饮不同于其他药膳食品，其基本原料是中药或者茶叶，而食品仅占很小的比例。

玉米须山楂茶

【原料】玉米须、干山楂、冰糖。

【制法】将山楂洗净。玉米须去掉变黑的部分，用清水洗几遍，然后扎成小捆。将山楂和玉米须放入锅内，倒入适量清水。大火把水烧开，转小火煮10分钟，待水稍凉后加入冰糖调味即成。

【用法】适宜早晚饮用。

【功效】补肾健脾。适用于肾病患者。

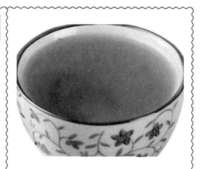

首乌菟丝子补骨脂茶

【原料】何首乌15克，补骨脂10克，菟丝子7克。

【制法】砂锅注水烧开，放入洗净的何首乌、补骨脂、菟丝子，烧开后用小火煲煮15分钟，至药材析出有效成分，捞出药材及其杂质，用中火续煮片刻。关火后盛出砂锅中的茶汁，装入杯中，趁热饮用即可。

【用法】一般人群均可饮用。

【功效】养血滋阴，补肾壮阳。适用于肾病患者。

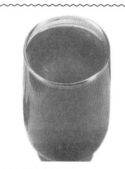

五味子糖茶

【原料】五味子10克，糖适量。

【制法】五味子洗净，放入沸水锅中焯烫，捞出，沥干水分。将五味子放入杯中，倒入沸水，加盖焖5分钟。加入适量糖调味，继续加盖焖5分钟左右，至糖完全溶化，即可饮用。

【用法】五味子有小毒，不宜长期服用，尤其在感冒期间、咳嗽初起，有内热时不能服用。

【功效】润肺滋阴，止汗涩精。适用于肾阴虚患者。

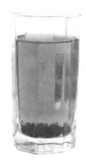

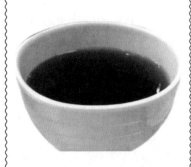

乌梅山楂饮

【原料】乌梅 8 颗，山楂 15 克，糖适量。

【制法】乌梅、山楂洗净，沥水备用。往砂锅中加适量开水，放入乌梅、山楂，浸泡 1～2 小时。大火煮沸，改小火煮 40 分钟，加适量糖调味，用滤网滤去乌梅、山楂。饮用汤汁即可。

【用法】感冒发热、咳嗽多痰者忌食。女子月经期、妇女产前产后忌食。

【功效】益气养肾，生津止渴。适用于虚热烦咳、多尿的肾病患者。

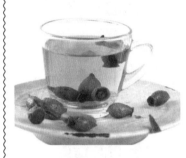

金樱子蜂蜜饮

【原料】金樱子 20 克，蜂蜜适量。

【制法】金樱子洗净，放入砂锅中加入适量清水煎煮，去渣，留汁。将煎好的金樱子汁倒入杯中，放凉至 30℃，加入适量蜂蜜调匀即可。

【用法】有实火、邪热者忌用。不可与黄瓜、猪肝一起食用。感冒期间或发热的患者不宜食用。

【功效】固肾缩尿，涩精止带。适用于肾病患者。

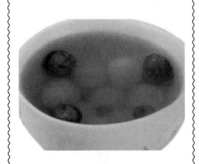

桂圆酸枣仁红枣茶饮

【原料】桂圆肉 100 克，红枣 20 克，酸枣仁 10 克，糖 20 克。

【制法】砂锅注水烧开，倒入洗净的红枣、酸枣仁、桂圆肉搅匀，大火煮开，再改用小火煮 15 分钟，至药材析出有效成分。放入适量糖搅匀，煮至糖溶化。

【用法】可睡前饮用。

【功效】养心安神，补血益气。适用于肾虚患者。

番石榴西芹汁

【原料】番石榴 150 克，西芹 100 克。

【制法】洗净的西芹切成段，洗好的番石榴切小块，备用。锅中注水烧开，放入西芹，焯煮片刻捞出，沥干水分，待用。取榨汁机，选择搅拌刀座组合，将西芹、番石榴倒入机中，倒入矿泉水，盖上盖，选择"榨汁"功能，榨取番石榴西芹汁。倒入杯中即可。

【用法】一般人群均可饮用。

【功效】生津止渴，润肠通便，强肾消积。适用于肾病患者。

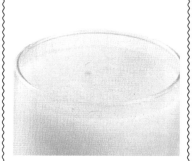

葡萄芹菜汁

【原料】葡萄 100 克，芹菜 90 克，蜂蜜 20 克。

【制法】洗净的芹菜切成粒，待用。取榨汁机，选择搅拌刀座组合，倒入洗净的葡萄，加入芹菜粒，再倒入适量矿泉水，盖上盖，选择"榨汁"功能榨取果蔬汁，榨取葡萄芹菜汁，掀开盖，倒入适量蜂蜜，搅拌均匀即可。

【用法】一般人群均可饮用。

【功效】润便通肠，滋补肝肾。适用于便秘、肾虚、口渴、高血压性肾病患者。

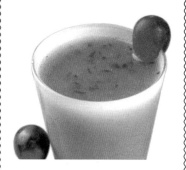

莲藕柠檬苹果汁

【原料】莲藕 130 克，柠檬 80 克，苹果 120 克，蜂蜜 15 克。

【制法】莲藕洗净切小块。苹果洗净切成瓣，去核，去皮，切成小块；柠檬洗净去皮，果肉切成小块。砂锅注水烧开，倒入莲藕，煮 1 分钟捞出，沥干水分。取榨汁机，选择搅拌刀座组合，倒入适量纯净水，盖上盖，选择"压榨"功能榨取果蔬汁，掀开盖，倒入适量蜂蜜，盖上盖，启动机器搅拌均匀。将果汁装杯即可。

【用法】一般人群均可饮用。

【功效】凉血益气，生津止渴。适用于肾结石患者。

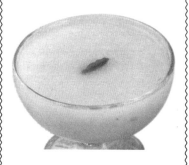

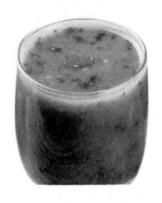

葡萄黄瓜西红柿汁

【原料】葡萄 100 克，黄瓜 100 克，西红柿 90 克。

【制法】洗好的西红柿切小块，洗好的黄瓜切小块。选择搅拌刀座组合，倒入洗净的葡萄，加入黄瓜、西红柿，倒入纯净水，选择"榨汁"功能，榨取果蔬汁。倒入杯中即可。

【用法】一般人群均可饮用。

【功效】润肠通便，养血益气。适用于便秘、食欲不振、贫血的肾虚患者。

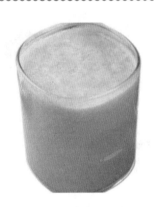

清爽蜜橙汁

【原料】橙子 150 克，蜂蜜 12 克。

【制法】洗净的橙子去除果皮，切成小瓣。取榨汁机，选择搅拌刀座组合，倒入橙子、蜂蜜，注入少许温开水，盖好盖，选择"榨汁"功能，榨取果汁。倒入杯中即可。

【用法】一般人群均可饮用。

【功效】健胃温胃，滋阴清热，生津止渴。适用于脾胃虚弱、烦热口渴的肾病患者。

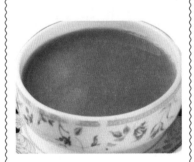

红豆桂圆豆浆

【原料】水发红豆 120 克，桂圆肉 20 克。

【制法】将已浸泡 4 小时的红豆倒入碗中，注入适量清水，用手搓洗干净，倒入滤网，沥干水分，待用。取豆浆机，倒入洗净的红豆、桂圆，注入适量清水，打成豆浆。把豆浆倒入滤网中，滤取豆浆，倒入碗中，待稍凉后即可饮用。

【用法】一般人群均可饮用。

【功效】养心安神，利水消肿，保护肾脏。适用于肾病患者。

核桃黑芝麻酸奶

【原料】酸奶 200 克，核桃仁 30 克，草莓 20 克，黑芝麻 10 克。

【制法】草莓洗净，切成厚片，再切成小块。黑芝麻入锅，用小火炒熟。取备好的杵臼，倒入核桃仁，用力压碎，放入黑芝麻，碾压片刻，至材料成粉末状倒出，装入盘中，即成芝麻核桃粉，待用。玻璃杯中放入草莓，倒入酸奶，再均匀撒上芝麻核桃粉即可。

【用法】一般人群均可食用。

【功效】健脾益胃，滋补肝肾。适用于肾病患者。

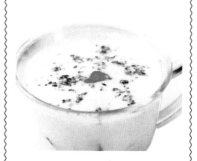

木瓜牛奶

【原料】木瓜 260 克，牛奶 300 毫升，糖适量。

【制法】将木瓜洗净去皮，去籽，将果肉切块，待用。取榨汁机，选择搅拌刀座组合，倒入木瓜块，注入适量温开水，选择"榨汁"功能，榨取汁液，倒出待用。汤锅置于火上烧热，倒入适量牛奶，倒入木瓜汁，拌匀；加入糖，拌匀，煮至溶化，关火后盛出煮好的汤水，晾凉即可食用。

【用法】睡前饮用。

【功效】美容养颜，滋补润肤，增强免疫。适用于免疫力低下的肾虚患者。

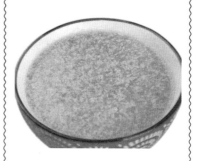

黑芝麻酸奶糊

【原料】纯牛奶 500 克，原味酸奶 50 克，黑芝麻 20 克，蜂蜜适量。

【制法】将纯牛奶和原味酸奶倒入消毒的酸奶机中搅匀，盖上盖子。接通电源，保温发酵约 8 小时，即成酸牛奶。黑芝麻入锅，用小火炒熟，放在料理机内打成细粉，待用。把发酵好的酸奶舀在杯中，撒上黑芝麻粉，淋上蜂蜜即可。

【用法】一般人群均可食用。患有慢性肠炎、便溏腹泻者忌用。

【功效】健肾壮腰。适用于眩晕、眼花、腰酸腿软、耳鸣耳聋、发枯发落的肾病患者。

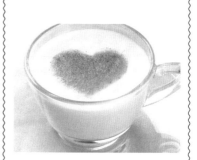

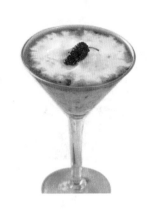

桑葚酸奶

【原料】纯牛奶500毫升，原味酸奶50克，鲜桑葚50克。

【制法】将纯牛奶和原味酸奶倒入消毒的酸奶机容器中搅匀，盖上盖，接通电源，保温发酵成酸牛奶。鲜桑葚洗净，用羹匙压碎，加蜂蜜拌匀，加入酸奶搅拌均匀即可。

【用法】少年儿童不宜多吃桑葚，因桑葚含较多鞣酸，会影响人体对铁、钙、锌的吸收。

【功效】滋肝肾，充血液，祛风湿，息虚风，清虚火。适用于肾病患者。

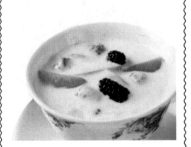

草莓桑葚奶昔

【原料】草莓65克，桑葚40克，冰块30克，酸奶120毫升。

【制法】将洗净的草莓切小瓣，洗好的桑葚对半切开；冰块敲碎，呈小块状，备用。将酸奶装入碗中，倒入大部分的桑葚、草莓，用勺搅拌至酸奶完全裹匀草莓和桑葚，倒入冰块，搅拌均匀。将拌好的奶昔装入杯中，点缀上剩余的草莓、桑葚即可。

【用法】一般人群均可食用。

【功效】健肾润肠，增强免疫。适用于便秘、免疫力低下的肾虚患者。